DE

L'ÉPIDIDYMITE SYPHILITIQUE

PRÉCÉDÉE

DE QUELQUES CONSIDÉRATIONS

SUR LES

PÉRIODES SECONDAIRE ET TERTIAIRE

PAR

Adolphe BALME,
Docteur en médecine de la Faculté de Paris,
Ancien externe des hôpitaux de Paris.

PARIS
A. PARENT, IMPRIMEUR DE LA FACULTÉ DE MÉDECINE
Rue Monsieur-le-Prince, 31

1876

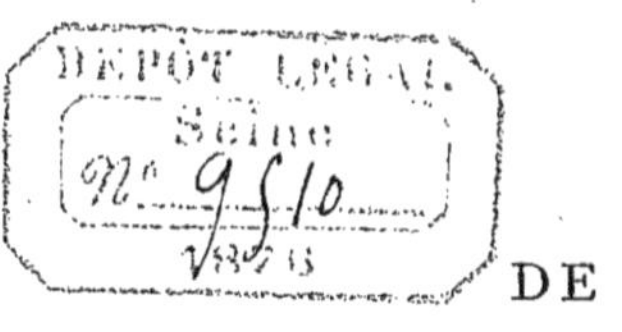

DE

L'ÉPIDIDYMITE SYPHILITIQUE

PRÉCÉDÉE

DE QUELQUES CONSIDÉRATIONS

SUR LES

PÉRIODES SECONDAIRE ET TERTIAIRE

PAR

Adolphe BALME,
Docteur en médecine de la Faculté de Paris,
Ancien externe des hôpitaux de Paris.

PARIS
V. ADRIEN DELAHAYE ET Ce, LIBRAIRES-EDITEURS,
Place de l'Ecole-de-Médecine.

1876

A LA MÉMOIRE

DE MON PÈRE

A MA MÈRE

A MES AMIS.

A MM. LES DOCTEURS

BENJAMIN BALL ET L. LABBÉ

Témoignage de profonde gratitude.

A M. LE Dr HORTELOUP

Chirurgien de l'hôpital du Midi.

A LA MÉMOIRE DE MON PREMIER MAITRE

LE PROFESSEUR BÉHIER

A MES MAÎTRES DANS LES HÔPITAUX :

M. BENJAMIN BALL

Professeur agrégé à la Faculté de médecine de Paris,
Médecin des hôpitaux,
(Stage à l'Hôtel-Dieu, 1871-1872).

M. LÉON LABBÉ

Professeur agrégé à la Faculté de médecine de Paris,
Chirurgien à l'hôpital de la Pitié,
(Stage 1872).

M. ALFRED FOURNIER

Professeur agrégé à la Faculté de médecine de Paris,
Médecin à l'hôpital de Lourcine, 1873,
Médecin à l'hôpital Saint-Louis, 1876.
(Externat, 1873).

M. P. BLACHEZ

Professeur agrégé à la Faculté de médecine de Paris,
Médecin à l'hôpital Saint-Antoine, 1874,
Médecin à l'hôpital des Enfants, 1876,
(Externat, 1874).

M. BENJAMIN ANGER

Professeur agrégé à la Faculté de médecine de Paris,
Chirurgien à l'hôpital Saint-Antoine,
(Externat, 1875).

M. E. VIDAL

Médecin à l'hôpital Saint-Louis,
(Externat, 1875).

A MON PRÉSIDENT DE THÈSE

M. LE PROFESSEUR VERNEUIL

Hommage respectueux.

DE
L'ÉPIDIDYMITE SYPHILITIQUE

PRÉCÉDÉE DE

QUELQUES CONSIDÉRATIONS SUR LES PÉRIODES SECONDAIRE ET TERTIAIRE

HISTORIQUE.

La syphilis fut longtemps méconnue dans nombre de ses manifestations, et confondue avec des affections restées encore jusqu'ici à peu près incurables. Je veux parler du cancer et des tubercules.

Certaines lésions syphilitiques furent également prises pour des affections d'origine scrofuleuse, et à nombre de tumeurs envahissant les organes génitaux on reconnut une origine cancéreuse.

De plus, pendant près de trois siècles, du seizième au dix-huitième, les écoulements par l'urèthre, les ulcérations du chancre simple, les manifestations de la syphilis, furent considérés comme appartenant à une seule et même maladie, et cette unité fut la base de la doctrine professée par les identistes. Aussi n'est-il pas étonnant que, tant que régna cette confusion, l'histoire des maladies du testicule et de ses annexes ait été dans un véritable chaos.

Van Swieten, dans ses commentaires sur les aphorismes de Bœrhave, essaya de distinguer les divers écoulements uréthraux et décrivit une gonorrhée véritable, mais à laquelle il reconnaissait une origine syphilitique.

Astruc, qui le suivit dans la même voie, fut un des premiers à décrire les phénomènes qui se passaient du côté des testicules, et dans son traité des maladies vénériennes, en 1736, à l'article *De tumore testium venereo*, Il dit :

« Gemina est tumoris illius causa : nempe gonorrhœa suppressa, vel lues venerea latens. Ceterum in utroque tumoris genere épididymides promptius affici quam testes. »

Il est facile de voir qu'ici la confusion existe, et, que si l'on peut croire qu'Astruc a vu le testicule syphilitique tel que nous le considérons aujourd'hui et l'affection débuter par l'épididyme, quand il reconnaît pour cause : *lues venerea latens*, il ne l'a pas distingué de l'orchite blennorrhagique.

Néanmoins, il admettait l'existence d'orchites, les unes accompagnées de manifestations syphilitiques, les autres consécutives seulement à la gonorrhée, et qui n'en présentaient pas.

Swediaur, dont les idées sur la syphilis et la blennorrhagie sont celles de ses prédécesseurs et qui s'élève contre ceux qui veulent distinguer ces deux affections, ne fait pas progresser la question.

« Il existe, dit-il, une blennorrhagie syphilitique, et c'est le contact de ce pus qui donne lieu à des chancres ou ulcères syphilitiques qui à la fin produisent bubons et autres symptômes véroliques. »

Plus loin, il est encore plus explicite quand il écrit que « de deux hommes d'un tempérament à peu près semblable, attaqués en même temps de la blennorrhagie communiquée par la même personne, celui qui vivra d'une manière régulière sera guéri en quelques semaines, tandis que l'autre, qui se livrera à la débauche, à boire, à des exercices violents, ou qui exposera les parties malades à de fréquentes irritations, gardera cette maladie pendant des mois, des années, et risquera même par cette conduite de *prendre la vérole.* »

Ces idées, la reproduction de celles d'Astruc, qui pensait que « jamais la gonorrhée ne cause la vérole, pourvu que la semence ou liqueur séminale infectée du virus s'écoule abondamment et librement, parce que de cette façon le virus est évacué », ne pouvaient pas mener à une notion exacte des affections testiculaires, et ne pouvaient aboutir qu'à une regrettable confusion entre ce qui appartient en propre à la vérole et ce qui appartient à la blennorrhagie.

Cependant, il a bien décrit la symptomatologie de l'orchite blennorrhagique dans sa forme aiguë : la tuméfaction grosse et dure de l'épididyme avec gonflement du scrotum, qui devient rouge et plus épais, et s'accompagne d'un appareil fébrile. Il fait remarquer qu'elle survient surtout dans la dernière période, « alors que l'inflammation de l'urèthre a diminué, et qu'en se dissipant il reste un endurcissement chronique de cette partie qui exige un traitement particulier. »

C'est bien là, à ne s'y pas tromper, les signes qui nous sont encore donnés aujourd'hui par les auteurs comme caractérisant l'épididymite blennorrhagique.

A-t-il entrevu les affections vraiment syphilitiques du testicule ? On serait tenté de le croire, quand, après avoir avoir mis de côté l'endurcissement chronique consécutif à l'orchite aiguë, il reconnaît que « les mêmes accidents arrivent après inflammation du testicule provenant d'une cause quelconque, soit interne, soit externe, et que dans ces cas les deux testicules sont quelquefois affectés, contrairement à ce qui arrive pour l'orchite aiguë ou hernie humorale, qu'il n'a jamais vue, dit-il, affecter les deux testicules; enfin, quand il parle de cette tumeur inégale et dure du testicule, ou de l'épididyme, ou du cordon spermatique, que l'on appelait alors communément sarcocèle. Mais il ajoute : « Si cette tumeur devient douloureuse, elle menace de se terminer et se termine souvent en véritable cancer.

Or cette transformation de la tumeur en cancer ne serait pas un obstacle absolu pour admettre la nature syphilitique de l'affection, car nous savons aujourd'hui qu'il n'est pas impossible que la dégénérescence cancéreuse s'empare d'un tissu de nouvelle formation, quelle que soit la cause qui l'a produit.

Toujours est-il qu'il a parfaitement signalé la lésion isolée de l'épididyme, sans rien préjuger cependant de sa nature. Mais l'erreur dans laquelle il se trouvait et dans laquelle étaient tombés ses prédécesseurs, en considérant la blennorrhagie comme étant de nature syphilitique, l'empêcha de tirer profit des faits qu'il avait sous les yeux et qu'il rapporte, et auxquels il ne put donner une saine interprétation.

En somme, une grande obscurité régna, comme on le voit, sur la question jusqu'à la fin du siècle dernier, et c'est à partir de Benjamin Bell que la scission entre la syphilis et la blennorrhagie commença à être établie.

Déjà cependant en 1786 John Hunter dans son livre intitulé : *A treatise on the venereal disease*, doutait de la nature syphilitique de la blennorrhagie. « C'est, disait-il, tout au plus une fois sur cent que la gonorrhée est suivie d'infection constitutionnelle. Benj. Bell alla plus loin et dit : « L'on est fondé à croire que la gonorrhée et les maladies vénériennes tirent leur origine de différentes contagions particulières, et cela résulte de la différence dans la méthode curative, la blennorrhagie guérissant sans le mercure, et la syphilis ne guérissant qu'avec lui.

Il avait si bien distingué les deux affections, qu'il affirmait que la gonorrhée diffère absolument de la vérole par les symptômes et par les conséquences qui en résultent. La vérole dit-il, s'annonce communément par un chancre ou un petit ulcère sur quelque partie de la verge.

Dès lors, la distinction entre la blennorrhagie et la syphilis établie, il était tout naturel de rechercher quelles étaient les affections testiculaires qui appartenaient à l'une et à l'autre de ces maladies.

Il fit la symptomatologie de l'épididymite aiguë, de la hernie humorale, je ne dis pas mieux que ses prédécesseurs, mais il l'élimina du cadre des maladies syphilitiques, et la rattacha à la gonorrhée, qui n'était pas pour lui une maladie du système, comme il l'appelle, c'est-à-dire une infection constitutionnelle, mais bien une maladie locale, ne pouvant jamais donner, par sa présence et l'irritation qu'elle pouvait déterminer par un contact prolongé, des ulcères suivis de manifestations générales.

Il n'en était pas de même d'autres affections testiculaires, et qu'il rapporta à la syphilis. Je ne puis mieux faire que de le laisser parler, pour montrer que le testicule syphilitique tel que nous l'envisageons aujourd'hui, que l'épididymite, même, isolée de toute altération de la glande ne lui avait pas échappé. Nous lisons page 447 de son traité : « L'inflammation du testicule gagne quelquefois le cordon et produit dans tout son cours de la douleur et du gonflement. D'autres fois le cordon s'enflamme sans aucune affection précédente du testicule. Il se tend, devient dur et douloureux.

« La tumeur est d'abord bornée en général au conduit déférent, mais elle gagne ensuite les autres parties du cordon. La douleur se modère. La tumeur peut devenir si ferme que tous les remèdes que l'on emploie ne produisent aucun effet.

« On emploie communément le mercure dans ce cas; c'est peut-être le seul remède dont on soit fondé à espérer quelques avantages, quand la maladie ne cède pas promptement à la saignée. Mais j'ai communément reconnu, quand le mercure a emporté la tumeur, qu'il y avait fortes raisons de croire que le malade était en même temps atteint de syphilis. Tantôt il s'en était manifesté des symptômes évidents sur certaines parties du corps. Je n'ai jamais vu les emplâtres mercuriels agir plus avantageusement dans aucune espèce de tumeur. »

La distinction est bien ici nettement établie : ce n'est plus la symptomatologie de la hernie humorale ou chaudepisse tombée dans les bourses, c'est une autre affection à marche aiguë, débutant par le testicule et envahissant l'épididyme, ou d'autres fois l'affection du cordon et de l'épididyme sans altération testiculaire, et cédant, alors surtout que les malades présentaient des traces manifestes d'infection constitutionnelle, au traitement mercuriel.

Cependant, la question n'était encore qu'ébauchée. Un effort avait été fait pour savoir, dans les cas reconnus véritablement syphilitiques, lequel du testicule ou de l'épididyme était atteint le premier: « C'est, dit Bell, le corps du testicule qui est toujours affecté le premier. Le gonflement ne gagne l'épididyme que quand la maladie a été négligée ou quand, faute d'en avoir connu la nature, on a jugé que le mercure ne convenait pas. »

Mais nous avons vu plus haut qu'il dit également que si l'inflammation du testicule gagne quelquefois le cordon, il est des cas où l'épididyme s'enflamme sans affection testiculaire préalable, et même qu'en général la tumeur est d'abord bornée au conduit déférent. On le voit, l'indécision est manifeste malgré les apparences d'affirmation.

Néanmoins la question était posée. On avait constaté des testicules syphilitiques, on avait vu des indurations de l'épididyme justiciables du mercure, et reconnaissant la même origine.

Il a fallu arriver jusqu'à Astler Cooper pour avoir une étude détaillée des maladies qui peuvent affecter le testicule. Il étudia séparément la forme aiguë et la forme chronique de l'inflammation, et à cette dernière il reconnut pour cause une disposition constitutionnelle. « Elle existe souvent, dit-il, chez des sujets qui ont été scrofuleux pendant leur jeunesse, » et il lui assigne comme caractère distinctif de coïncider avec les attributs de la constitution scrofuleuse.

Il place également dans la forme chronique le testicule vénérien, et il s'élève hautement contre les personnes qui croient que le testicule n'est pas susceptible de contracter une altération de nature syphilitique, et ne se sent nullement disposé à discuter l'opinion de ceux qui prétendent que les symptômes ne sont pas assez décisifs pour caractériser d'une manière incontestable la nature syphilitique de la maladie. Pour lui, son caractère est de coexister fréquemment avec l'apparition des symptômes communs à la syphilis.

Dans plusieurs observations où il note l'engorgement du testicule, il signale également la tuméfaction de l'épididyme.

La tuméfaction de l'épididyme existe donc bien, et elle est reconnue de nature syphilitique ; mais il ne la signale pas comme pouvant exister indépendamment de l'altération testiculaire.

Il n'a pas étudié l'anatomie pathologique de la lésion ;

mais, par hypothèse, il la localise dans l'élément fibreux, par exemple, dans la tunique albuginée, et il se fonde, pour admettre cette supposition, sur l'analogie de texture entre cette membrane et le périoste.

Après lui, Dupuytren, dans ses leçons cliniques, étudia l'engorgement des testicules et il y établit que chez les uns l'engorgement a pour siége l'épididyme, chez les autres, c'est le corps même du testicule qui est affecté; chez d'autres enfin, l'épididyme et le corps sont engorgés. Il note que deux fois l'engorgement s'est produit sans qu'il existât antérieurement aucun écoulement, et, dans ce cas, en élaguant les affections consécutives à des violences extérieures, il distingue celles qui surviennent sous l'influence d'une disposition scrofuleuse ou d'un vice interne. Puis, insistant sur les engorgements de nature syphilitique. « Je pourrais citer, ajoute-t-il, une multitude d'exemples qui démontreraient jusqu'à l'évidence que des personnes atteintes de maladies vénériennes, qui n'avaient point voulu faire usage d'un traitement approprié, ont vu survenir des ulcérations à la gorge, des exostoses, des engorgements des testicules, qui ont cédé à l'emploi des antisyphilitiques. »

La question, comme on le voit, s'affirma encore avec Dupuytren, qui ne fit que constater l'exactitude des données d'Astler Cooper. Il ne se prononça même pas en faveur ou contre l'explication anatomo-pathologique tout hypothétique de ce dernier.

Ce fut Ricord qui l'étudia le mieux, et confirma par l'anatomie pathologique l'hypothèse d'Astler Cooper. Il reconnut parfaitement l'origine syphilitique de l'affection des testicules; mai sil n'en fut pas de même pour celle de l'épididyme. « La blennorrhagie, écrit-il, donne lieu à l'épididymite, tandis que la syphilis, en déterminant l'infection constitutionnelle produit le sarcocèle. »

Le mot sarcocèle ne sert plus ici à désigner, comme à l'époque de Swediaur, l'altération du canal déférent, ou de l'épididyme, ou du testicule ; mais seulement l'affection de ce dernier, à laquelle il a donné le nom d'albuginite.

L'albuginite est donc un des accidents de la syphilis, mais à la période tertiaire, c'est l'un des plus précoces de cette période ; c'est presque, dit-il, un accident de transition.

Quant à la lésion de l'épididyme. il semble ne pas tenir compte des observations de ses devanciers, car il donne comme caractère de son sarcocèle syphilitique l'intégrité de l'épididyme, et surtout du canal déférent. Mais il ne pouvait pas nier cependant que l'affection atteignît l'épididyme ; aussi essaya-t-il de l'expliquer par l'existence d'une affection antérieure. « A moins, dit-il, qu'une autre cause morbide, telle que la blennorrhagie, par exemple, n'ait agi sur l'épididyme, la lésion syphilitique du testicule n'envahit ni l'épididyme, ni le canal déférent. Ces organes restent parfaitement sains pendant toute la durée de l'albuginite, quel que soit son développement. »

Disons cependant qu'en 1838 il avait été moins affirmatif, et qu'il semblait disposé à admettre la coexistence des deux lésions sans restriction.

Un élément de plus de diagnostic vint s'ajouter pour permettre d'affirmer la nature syphilitique (déjà si bien établie) de l'affection. Je veux parler de la cure par l'iodure de potassium. Jusque-là, le mercure avait servi entre les mains d'Astler Cooper et de Dupuytren, pour juger d'une manière absolue la question, pour peu que le malade présentât en même temps quelques accidents syphilitiques. C'était maintenant l'iodure de potassium, ce médicament que Ricord considère comme le spécifique des accidents tertiaires.

Bassereau ne fut pas aussi affirmatif que Ricord, et se contenta de dire que l'épididyme reste fréquemment étranger à l'affection, tandis que Diday, dans ses nouvelles doctrines sur la syphilis, fit de cette absence de la lésion épididymaire le signe distinctif entre lcs affections syphilitiques et les affections blennorrhagiques.

Dans leur *Traité sur les maladies vénériennes*, Maisonneuve et Montanier, tout en reconnaissant la nature syphilitique de l'affection du testicule accordent bien que l'épididyme puisse être atteint; mais loin d'en avoir constaté l'augmentation de volume, ils en auraient constaté l'atrophie jusqu'à disparition complète, et cela sans induration préalable.

Hélot, dans nn excellent mémoire sur le testicule syphilitique reprit les idées de Ricord, et, sans nier les prédispositions plus particulières que le testicule a contractées pour l'engorgement syphilitique sous l'influence d'une blennorrhagie anticipée, il a souvent vu néanmoins le testicule non atteint par la blennorrhagie être affecté par la syphilis, et l'orchite se présenter à droite quand l'orchite blennorrhagique s'était montrée à gauche.

Il ne serait pas rare également, selon lui, de trouver les deux testicules pris en l'absence de toute blennorrhagie antérieure.

De même, il lui paraît incontestable que l'épididyme et le canal déférent subissent quelquefois des modifications pathologiques liées à celles du corps même du testicule.

Plus tard, Nélaton, dans une leçon qu'il fit à l'hôpital des cliniques, et reproduite dans la *Gazette des hôpitaux* de 1852, par MM. Triquet et Trélat, signale l'augmentation de volume de l'épididyme chez deux malades atteints de manifestations évidentes de syphilis.

Curling, dans son *Traité des maladies du testicule*, traduit et annoté par le professeur Gosselin, avait aussi étudié à fond ces questions. Je dirai même qu'il poussa plus loin l'étude des affections syphilitiques des testicules, car il tenta une division des altérations chroniques qui peuvent s'y produire suivant les périodes. C'est ainsi qu'il étudia l'orchite de la période secondaire et tertiaire, et lui assigna des caractères particuliers suivant la période.

Mais dans l'étude qu'il fit de l'orchite chronique, il nous est impossible de ne pas voir dans les symptômes qu'il assigne à cette affection les caractères de la lésion syphilitique du testicule. Aussi, nous rangeons-nous pleinement à l'opinion de son savant annotateur et pensons-nous que, sans aucun doute, si l'on fût remonté aux antécédents, on en eût trouvé l'origine dans la syphilis.

Quant à M. le professeur Gosselin, il compte à peine deux exemples d'orchite chronique simple dans ses souvenirs, et tous les engorgements à marche lente qu'il lui a été donné de rencontrer étaient ou tuberculeux, ou cancéreux, ou syphilitiques.

Curling a noté dans quelques-uns de ses cas d'orchite chronique le début par la partie inférieure de l'épididyme et la disparition de l'induration sous l'influence du traitement mercuriel. Nous croyons volontiers qu'il a eu réellement affaire à une épididymite d'origine syphilitique, et nous le croyons d'autant mieux que nous présenterons plus loin quelques cas analogues.

Curling, avons-nous dit, avait tenté de distinguer l'orchite syphilitique selon les périodes. Mais les caractères qu'il en donne sont loin de correspondre à la majorité des cas, comme nous l'établirons dans la suite de ce travail.

Il faut arriver jusqu'en 1863, au mémoire de Dron pour voir l'attention spécialement appelée sur les affections syphilitiques de l'épididyme.

Lui aussi distingue les altérations suivant qu'elles se présentent dans la période secondaire ou la période tertiaire de la syphilis; mais il insiste surtout sur l'affection isolée de l'épididyme, et l'étudie principalement dans la période secondaire.

C'est sur un total de quatorze observations qu'il se fonde pour en établir les caractères.

En 1866, M. Lancereaux reproduit dans son *Traité de la syphilis* les conclusions qui ressortent du mémoire de Dron, et il admet parfaitement que les manifestations syphilitiques de la période secondaire puissent se produire du côté des testicules et de préférence sur l'épididyme.

Enfin, dans ses leçons professées à l'hôpital de Lourcine et reproduites par le *Mouvement médical*, en septembre, octobre et novembre 1874, M. Fournier appelle à nouveau l'attention sur les affections syphilitiques de l'épididyme, et surtout sur l'épididymite secondaire.

C'est aussi dans ce but que nous-même avons entrepris ce travail, et nous remercions M. le docteur Fournier qui a bien voulu mettre à notre disposition son service et ses observations personnelles.

En résumé, on voit que l'étude de l'épididymite syphilitique se rattache forcément à celle de l'orchite syphilitique, et que c'est après avoir passe par cinq phases que l'étude de son al tération, isolée de celle du testicule, a pu être faite.

Dans la première, qui s'étend de Benjamin Bell à Ricord, le testicule syphilitique a été reconnu, l'induration

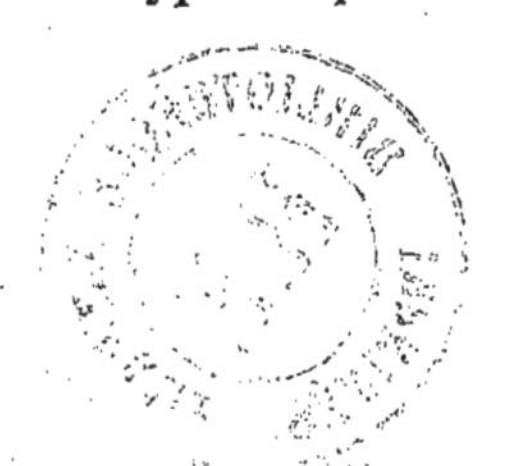

de l'épididyme a été constatée et regardée comme étant de même nature.

Dans la deuxième, qui commence avec Ricord, l'épididymite est niée en tant qu'accident syphilitique proprement dit, et ce n'est qu'avec Hélot, Nélaton, etc., qu'elle est de nouveau constatée; et ce retour à la reconnaissance de l'affection établit la troisième phase.

La quatrième se signale par l'effort de Curling, qui divise l'orchite en celle de la période secondaire et celle de la période tertiaire, en admettant l'altération fréquente de l'épididyme à la période tertiaire, et sa rareté à la période secondaire.

Enfin, la cinquième ouvre une nouvelle voie aux recherches et commence avec Dron, qui étudie l'épididymite syphilitique non accompagnée ou non précédée de l'induration du testicule.

CONSIDÉRATIONS SUR CE QU'IL FAUT ENTENDRE PAR PÉRIODE SECONDAIRE ET PÉRIODE TERTIAIRE DE LA SYPHILIS.

Pour établir la valeur de la distinction que nous pouvons faire entre l'épididymite secondaire et l'épididymite tertiaire, il est nécessaire, je crois, que nous entrions d'abord dans quelques considérations relativement à la manière dont nous envisageons chacune de ces périodes.

La syphilis, pour Ricord, procédait de la surface à la profondeur, et la peau était atteinte la première. C'était d'abord de simples macules qui signalaient habituellement l'évolution de la maladie, de trente à cinquante jours après l'apparition du chancre, suivies bientôt d'une lésion plus accentuée et qui constituait la forme papuleuse.

Les muqueuses subissaient la même altération, et concurremment à celles de la peau. Il ne devait pas en

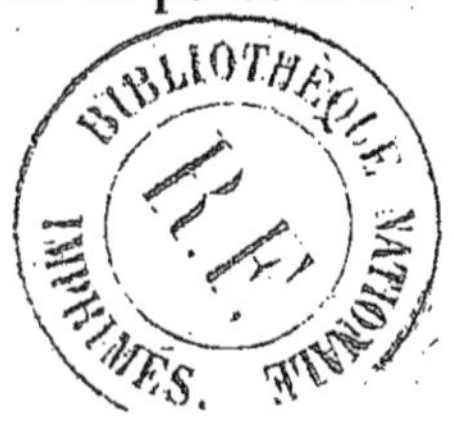

être autrement, si l'on considère le développement du système muqueux et du système cutané.

Peau et muqueuse ne sont, en effet, qu'une seule et même chose, reconnaissant toutes deux pour origine le feuillet externe du blastoderme, mais avec cette différence que la peau est revêtue de cellules épidermiques qui manquent à la surface des muqueuses, entraînées qu'elles sont sans cesse par les liquides qui les baignent à mesure qn'elles se forment; et ceci est tellement vrai, que les syphilides cutanées peuvent revêtir la forme muqueuse alors qu'elles siégent sur des parties constamment humidifiées par les sécrétions sudorales. Tels sont, par exemple, la rainure interfessière, et les plis cutanés qui se forment chez les personnes chargées d'embonpoint.

Pour lui, les tubercules de la peau, le psoriasis, les syphilides vésiculeuses et pustuleuses étaient des accidents de la seconde période, c'est-à-dire celle qui suit le chancre.

Ce n'était que plus plus tard que le tissu cellulaire sous-cutané, le système fibreux et le système osseux étaient atteints; rarement avant le sixième mois.

Si nous admettons parfaitement que les manifestations de la période secondaire soient surtout superficielles, tandis que celles d'une période plus avancée soient plus profondes, nous ne l'envisageons pas de la même façon, et nous nous rangeons en ceci à l'opinion des auteurs modernes.

Oui, les lésions sont superficielles à la période de jeunesse, dite secondaire; mais il ne faut pas oublier que la syphilis est une maladie générale, une infection constitutionnelle, qu'elle affecte comme le disait Bell tout le système et que tous les tissus de l'économie doivent se ressentir de l'atteinte portée à la constitution.

La lésion est superficielle, en ce sens qu'elle ne laisse pas sur le système cutané de ces traces indélébiles qui accusent l'existence antérieure d'un ecthyma profond ou d'une gomme ulcérée ;

Que portant son atteinte sur le système fibreux, elle pourra bien y produire de ces congestions répétées qui aboutiront à une exsudation lente avec augmentation de volume des parties, mais sans aucune tendance à la désorganisation ou à l'ulcération ;

Qu'en se fixant sur les os, elle pourra donner lieu à ces fluxions plus ou moins vives, point de départ de douleurs intenses dites ostéocopes, disparaissant aisément sous l'influence d'un traitement mercuriel, et pouvant même disparaître seules, mais qui n'arriveront jamais à la suppuration et à la nécrose, encore moins à la carie.

Virchow ne distingue-t-il pas les accidents de cette période tel que nous venons de le faire, quand il dit que les syphilides simplement irritatives et inflammatoires appartiennent anx symptômes secondaires ? et il ajoute : « On est en droit de se demander si les lésions osseuses simplement irritatives et inflammatoires ne sont pas des altérations de cette période. » Plus loin il est plus affirmatif encore.

« Il est hors de doute, dit-il, que diverses sortes de syphilides des os répondent aux formes de syphilis cutanée aussi complétement que peuvent le permettre les différences de structure de ces parties. «

Enfin, au point de vue anatomique, ce n'est pas, pour lui, le siége superficiel ou profond dans un organe ou dans un tissu dont il faut tenir compte ; mais il trouve qu'il faut plutôt s'inquiéter de la valeur et de la nature de l'altération.

Or il admet en syphilis deux groupes d'altération :

1° Irritatives et légères, donnant lieu à des hyperplasies et des hypertrophies consécutives ;

2° Des inflammations qu'il appelle spécifiques et graves, représentées surtout par les gommes.

Donc, en appliquant à nos données précédentes la division qu'il établit nous aurons indiqué la valeur qui nous semble devoir être assignée à ce que l'on entend par accidents secondaires, et accidents tertiaires.

Aussi est-il aisé de comprendre que le temps seul ne peut être un élément snffisant pour juger la période dans laquelle se trouve la maladie.

En conséquence, d'après ce que nous venons de dire, ne pourrons-nous jamais affirmer qu'un malade en est arrivé à la période tertiaire, tant que nous ne trouverons pas sur lui, soit la lésion même, soit la trace des lésions qui peuvent, seules, la caractériser.

Le temps, et nous le répétons à dessein, n'est pas un élément suffisant pourjuger la période de l'affection. Ilfaut en effet tenir compte pour interpréter sainement les faits, beaucoup plus du malade que de la maladie, et cela surtont en matière de syphilis. Aussi nous pouvons établir ce principe :

La vérole est à l'individu ce que la graine est à la terre.

Cette dernière subit les influences de l'atmosphère qui l'environne, comme l'homme lui-même se modifie selon les climats qu'il habite.

Et reprenant les termes de la proposition, nous dirons :

La vérole est la graine qui doit éclore dans une terre qui est l'individu. — Poursuivant la comparaison, nous trouverons une analogie frappante entre ce qui se passe dans le règne végétal, pour le développement de cette graine, et ce qui se passe dans le règne animal.

La vérole incube.

La graine pour germer demande également une période

de temps plus ou moins longue, toujours en rapport avec les conditions nécessaires à sa germination.

Mais tandis que nous les connaissons pour celle-ci, elles nous échappent pour celle-là.

La germination se fait, et l'embryon sort de terre au lieu même où la graine a été déposée.

La syphilis éclot, et le chancre apparaît au point qui lui a servi d'entrée.

La plante grandit, ses racines s'enfoncent dans le sol et sa tige, qu'elle reste souterraine ou qu'elle s'élève à l'extérieur, vient étaler bientôt son feuillage du sein duquel vont s'épanouir les fleurs qui doivent reproduire à leur tour la graine destinée à perpétuer l'espèce.

La syphilis elle aussi grandit, mais ses racines s'épuisent dans tout l'individu, sa tige reste invisible, et l'homme va servir de support à ses feuilles et à ses fleurs.

Feuilles et fleurs sont deux périodes distinctes d'une même végétation, comme la roséole et les syphilides papuleuses précèdent ordinairement l'évolution de l'ecthyma profond ou de gommes à tendance ulcérative.

C'est là la loi générale d'un côté comme de l'autre. Mais il n'en existe pas sans exception, et de même que l'on voit des arbres se couvrir de fleurs avant l'apparition des feuilles, de même les accidents dits de la période tertiaire pourront apparaître avant l'éclosion même des plus petites taches rubéoliques.

Je n'insisterai plus que sur un point qui a, selon moi, une grande importance, et qu'on peut encore expliquer. Je veux parler de l'apparition des manifestations secondaires à une période très-éloignée du début de l'affection.

La même image qui m'a servi jusqu'ici à représenter l'évolution de la syphilis peut être continuée et permettre de se rendre un compte plus exact de ces anomalies plutôt apparentes que réelles.

Il faut, ai-je dit, des conditions particulières pour que la germination puisse se poursuivre.

Supprimez-les et tout s'arrête.

Qu'un bulbe en terre cesse de recevoir la chaleur et la pluie bienfaisantes, ses feuilles se dessèchent et tombent.

Qu'il soit soustrait longtemps à cette influence, si d'autres conditions particulières, imprévues, n'en viennent provoquer l'altération, ne le verra-t-on pas reprendre, et laisser épanouir son feuillage quand les éléments nécessaires lui auront été rendus?

Pourquoi n'admettrait-on pas qu'il en soit ainsi de la syphilis?

Ces conditions nécessaires à son développement nous sont peu connues, pour ne pas dire inconnues. Mais, par contre, il est un élément qui nous permet souvent de la juguler, j'entends le mercure et l'iodure de potassium ; encore n'en sommes-nous pas les maîtres absolus.

Or cette cause qui peut tenir en repos la maladie pendant des années quelle est-elle? Nous l'ignorons. Elle réside toute dans l'individu.

Mais quand elle sort de ce repos, pourquoi voudrait-on qu'elle commençât la troisième période, et ne continuât pas la seconde qu'elle a déjà commencée?

Il en résulte que la période secondaire peut ne durer que deux à trois mois, quelquefois moins encore, ou se trouver reculée pendant des années, deux, trois, quinze même et plus peut-être. Réciproquement, les accidents de la période tertiaire peuvent survenir à peu de distance de l'apparition du chancre, et y laisser à tout jamais leur empreinte.

C'est dans cette catégorie que rentrent, pour nous, ces

cas de syphilides dites précoces et prenant parfois un caractère de malignité qui se juge par la prostration et la cachexie dans laquelle elles jettent l'individu.

Dans l'étude que nous allons faire cela sera donc moins le temps que les lésions concomitantes présentées par le sujet, qui nous fera classer l'affection dont nous nous occupons parmi les accidents de la période secondaire ou de la période tertiaire.

Quatre cas peuvent se présenter :

1° L'affection existera au milieu d'accidents de la période secondaire, survenus dans l'ordre régulier après l'éclosion du chancre.

2° L'affection se montrera au milieu d'accidents secondaires bien nets, mais s'étant développés longtemps après des accidents de la période tertiaire.

3° Les deux lésions pourront être mélangées.

4° Il n'y aura pas d'accidents.

Dans le premier cas, pas d'hésitation, l'affection d'après ce que nous avons dit plus haut, sera positivement de la période secondaire.

Dans le deuxième, nous dirons : seuls les accidents secondaires existent; longtemps avant il y a eu des phénomènes tertiaires ; nous admettrons volontiers dans ce cas, que la syphilis sera dans une seconde phase de végétation, et que les accidents actuels appartiennent bien à une évolution de même ordre que celle de la première période.

Donc encore ici nous placerons l'affection dans la période secondaire.

Dans le troisième, si les accidents sont mélangés, le temps de l'apparition de la lésion et la gravité des lésions actuelles nous la feront mettre dans l'une ou l'autre de ces périodes, ou mieux, dans la période dite de transition.

Dans le quatrième, enfin, s'il n'y a pas traces de syphilis, nous sommes d'avis de la rapporter à la période des accidents qui ont précédé, à moins bien entendu, que par son évolution ultérieure elle s'affirme nettement de l'une ou de l'autre de ces périodes.

ANATOMIE PATHOLOGIQUE.

Disons tout de suite qu'elle n'a pas été faite, du moins pour les cas dans lesquels l'épididyme se trouvait affecté indépendamment du testicule, et que selon toute apparence, elle ne peut revêtir d'autres caractères anatomo-pathologiques que ceux qu'a présentés le testicule vénérien.

Envisageons d'abord quelques points relatifs à la structure de l'épididyme.

Il représente un canal plusieurs fois replié sur lui-même, qui s'étend du sommet à la base du testicule, à la partie postérieure, et va se continuer avec le canal déférent.

De même que le testicule, il est revêtu d'une enveloppe fibreuse.

M. le professeur Ch. Robin, contrairement à l'opinion admise par quelques anatomistes qui en avaient nié l'existence, a démontré qu'elle existe et qu'elle est résistante, bien que sa minceur lui donne une teinte grisâtre ou rouge, parce que par transparence, elle laisse voir le tissu de l'épididyme.

De sa face profonde, dit-il, se détachent les faisceaux ou cloisons qui en séparent les lobes, ceux de la tête en particulier; mais elle est distincte extérieurement de la tunique vaginale, ainsi qu'on peut le voir dans les portions de la région moyenne de l'épididyme que la séreuse ne tapisse pas.

Partout ailleurs elle est très-adhérente à la tunique vaginale, mais elle peut pourtant en être séparée.

Or, sous l'influence de la diathèse, il se fait aussi bien du côté de l'épididyme, soit en quelques points, soit dans toute la masse, des congestions répétées, qui donnent lieu à ces proliférations cellulaires qui se font vers l'albuginée du testicule.

Cette prolifération, origine d'un tissu de nouvelle formation, sera le point de départ d'adhérences facilement distinctes de l'enveloppe fibreuse, d'après l'observation de M. Robin, et l'albuginée épididymaire sera doublée ou triplée d'épaisseur. Les cloisons fibreuses, devenues épaisses, séparant les lobes de l'épididyme, donneront au toucher une sensation de dureté, analogue à celle que l'on trouve sur la surface du testicule atteint de la même lésion.

Si elle se fait par points isolés, nous aurons de petits nodules; si elle se fait en envahissant plusieurs points de la masse épididymaire, nous aurons ces noyaux plus ou moins volumineux et irréguliers que l'on constate si facilement.

Au contact des parties ainsi modifiées, la vaginale n'est pas sans en ressentir parfois les effets. L'inflammation chronique y pourra déterminer une exsudation séreuse ordinairement faible, ou bien, soit après résorption, soit sans épanchement liquide préalable, y laisser de fausses membranes qui agglutineront les deux parois de la séreuse.

Tant que la lésion ne sera pas constituée à l'état fibreux, le sclérose et la retraction consécutive ne seront pas à craindre, et la résorption pouvant se faire, les noyaux disparaîtront; l'épididyme pourra reprendre son volume et sa souplesse normale.

Sir Brodie rapporte une autopsie dans laquelle il a trouvé des lésions semblables à celles de l'orchite simple; or ce cas d'orchite simple nous semblent appartenir plutôt à la syphilis, et il est à croire que les descriptions qui ont été données en ce qui concerne l'altération de l'épididyme peuvent se rapporter à l'épididymite syphilitique telle que nous l'envisageons.

Hamilton signale encore, pour les cas où l'orchite est survenue à une période avancée de la syphilis, la présence de dépôts jaunâtres d'apparence tuberculeuse dans le corps du testicule et dans la tête de l'épididyme.

Curling, qui a interprété le fait, n'y voit là, dit-il, qu'un trouble de la nutrition, dû à la débilité des sujets, débilité qui s'explique ici par le retentissement général de l'infection constitutionelle chez certains individus.

En résumé tout, jusqu'à ce jour, en ce qui concerne isolément l'épididyme, est à peu près hypothétique.

Mais du moins ces suppositions reposent sur un ensemble d'inductions tirées rationnellement de l'observation de lésions, également syphilitiques, affectant des parties composées des mêmes tissus, et ont pour elles au moins le même mérite que celles d'Astler-Cooper, qui prenait pour terme de comparaison le périoste.

ÉTUDE DE LA MALADIE.

Division du sujet. — L'épididyme peut être atteint par la syphilis. L'existence de son inflammation sous cette influence a été nettement établie, comme il ressort, des recherches historiques auxquelles nous nous sommes livré.

Cette altération peut se montrer en même temps que celle du testicule; mais elle peut également exister indépendamment de la lésion de ce dernier.

C'est ce qui résulte de nombreuses observations que nous rapportons.

L'orchite syphilitique, dit Virchow, est rangée parmi les symptômes secondaires ; Ricord y voit un accident de la période de transition mais on sait qu'elle se montre aussi au milieu des accidents tertiaires.

Or, disons-le tout de suite, l'épididymite se trouve dans toutes ces périodes.

C'est surtout au milieu de manifestations évidentes de la période dite secondaire qu'elle se trouve le plus fréquemment, et c'est surtout suivant qu'elles nous semblent appartenir plus particulièrement à l'une ou à l'autre de ces périodes que nous présenterons nos observations.

Trois cas peuvent se présenter :

1° L'affection épididymaire existe seule.
2° Elle est accompagnée de celle du testicule.
3° Elle peut se compliquer de l'affection du cordon.

Ces trois cas doivent être également subdivisés de la manière suivante :

Pour le 1er *cas.* L'affection épidididymaire existe seule.

1° Les deux têtes de l'épididume sont prises.
2° L'affection est unilatérale, droite ou gauche.
3° La queue seule est intéressée.

2e *cas.* La lésion testiculaire accompagne l'épididyme.

1° Le testicule et l'épididyme sont altérés d'un seul côté.
2° Le sarcocèle et l'épididymite sont doubles.
3° L'épididymite est double et le sarcocèle unique.

3ᵉ *cas*. L'épididymite se complique de l'affection du cordon.

1° Le cordon et l'épididyme sont seuls altérés.

2° Le sarcocèle les accompagne.

Nous appliquerons ces cas à chacune des périodes de la maladie, donnant pour chacune d'elles les observations qui s'y rapportent.

Fréquence. — Aussi bien que le sarcocèle, l'épididymite n'est pas un accident fréquent de la syphilis. C'est à peine si, sur un total de deux mille trois cents observations tirées de la clientèle civile de M. Fournier, j'ai pu trouver soixante-dix cas de sarcocèle syphilitique.

C'est donc tout au plus une fois sur trente-deux que l'orchite syphilitique a pu être constatée, et c'est, au maximum, trente fois sur soixante-dix cas que l'induration épididymaire s'est trouvée l'accompagner,

Enfin, nous n'avons pu recueillir sur cet énorme total d'observations que treize fois l'altération isolée de l'épididyme.

Est-ce à dire pour cela que l'épididymite syphilitique soit si rare. Je ne le crois pas, car la marche de la maladie est telle que cette affection peut rester et reste dans la plupart des cas ignorée du malade.

En six mois Dron en a pu réunir à l'Antiquaille de Lyon, quatorze observations.

Siége. — L'épididyme peut être affecté totalement ou partiellement. Quelquefois même l'induration peut s'emparer du canal déférent.

Il est rare de voir l'affection envahir l'épididyme dans toute son étendue ; treize fois sur quatorze c'est la tête de 'organe qui s'est trouvée prise par l'inflammation; dans les quatorze observations rapportées par Dron, une fois seulement la queue avait été intéressée.

Il ressort également des nôtres que c'est le plus fréquemment la tête qui se trouve indurée, puisque nous la constatons seize fois atteinte en dehors de l'altératiou testiculaire, et six fois concurremment avec elle.

Le plus souvent, dit Dron, les deux têtes sont prises simultanément. Il en rapporte neuf cas. Malgré le nombre de nos observations, nous ne les avons trouvées intéressées ensemble que cinq fois quand le testicule n'était pas altéré. Quatre fois la lésion s'accompagnait de celle de la glande.

Par contre, il ne rapporte que quatre observations où l'affection ait été unilatérale. Les nôtres comprennent huit cas d'unilatéralité.

Elle siége assez indifféremment soit à droite soit à gauche, pour que l'on puisse en induire la plus petite conséquence.

La queue de l'épididyme est prise bien plus rarement. Souvent même le diagnostic absolu de la nature syphilitique de l'affection présente de grandes difficultés.

Une fois elle est signalée par Dron. Huit fois nous l'avons trouvée envahie, six fois seule, deux fois en même temps que le testicnle ; mais tandis que l'induration siégeait souvent à la tête des deux épididymes, une seule fois nous avons pu l'observer simultanément à la queue des deux organes ; encore, dans ce cas, s'accompagnait-elle de sarcocèle.

En résumé, l'inflammation syphilitique de l'épididyme peut se porter sur la tête ou la queue de l'organe. On peut établir que dans la majeure partie des cas c'est la tête qui est affectée, qu'elle l'est presque aussi souvent à droite qu'à gauche, et que la lésion se fixe à peu près avec égale fréquence sur un seul ou sur les deux côtés à la fois.

Qu'au contraire, l'affection, quoique assez fréquente à la queue de l'organe, est alors presque constamment unilatérale.

Enfin, qu'il n'est pas rare de trouver le sarcocèle compliquant l'altération de l'épididyme.

Époque d'apparition. — Curling, en étudiant l'orchite syphilitique, l'avait distinguée comme participant aux manifestations syphilitiques secondaires et tertiaires de la diathèse, comme il a été dit plus haut. L'absence de la lésion épididymaire, dans le premier cas, était pour lui la règle, et dans le second, sinon l'exception, au moins d'une fréquence assez grande.

Il n'a, du reste, nulle part fait mention de son altération isolée de celle de la glande.

Nous sommes loin de contester l'affection testiculaire comme accident secondaire, et nous considérons volontiers l'observation de Vidal de Cassis comme étant de ce nombre; mais nous ajouterons que souvent aussi, dans cette période, le testicule peut être pris avec l'épididyme, que plus souvent encore l'épididyme est altéré isolément.

La lésion testiculaire non compliquée d'épididymite survient, dit-il, dans l'année de l'affection et à la fin de la période accompagnant les éruptions pustuleuses et squameuses, parfois aussi l'iritis et le périostite.

Appliquons ces données à l'altération épididymaire isolée ou compliquée, et nous aurons nommé les lésions qui peuvent l'accompagner dans cette phase de la maladie.

C'est, en effet, ordinairement peu après l'infection que l'on voit la lésion de l'épididyme survenir; mais il ne faut pas oublier qu'elle peut se produire vers la fin de la période, et que la période peut se retrouver reculée pendant bien des années.

S'il lui a été permis de constater l'induration de la tête

de l'épididyme ou (globus major) quatre ou cinq années après le début du chancre, et la voir s'accompagner d'ulcères phagédéniques de la gorge et de nodus sur diverses parties du corps, en un mot, s'il admet son existence comme accident de la période tertiaire, il n'est pas impossible de la trouver dans l'année même qui suit l'infection, puisqu'il est démontré que les accidents de la période dite tertiaire peuvent apparaître à courte échéance de l'accident primitif.

C'est entre deux mois et quatre ans que Dron a vu la tumeur de l'épididyme se montrer ; mais la majeure partie des cas n'excède pas quatre mois; aussi a-t-il cru devoir établir son apparition en moyenne *trois mois* après l'accident primitif.

Quant à nous, tout en reconnaissant qu'elle s'est produite *huit* fois entre *deux* et *quatre* mois, nous constatons d'après nos observations que *six* fois elle s'est montrée entre le *cinquième* et le *quatorzième mois, huit* fois entre *deux* et *huit ans* ; une *fois,* enfin, *quinze ans après* le début de l'affection.

Début. — Comment se manifeste l'épididymite syphilitique ?

La tumeur épididymaire, dont nous nous occupons, est bien nettement due à une inflammation, mais qui, comme nombre de lésions syphilitiques, évolue à la sourdine, plus ou moins lentement, et d'une manière tout à fait insidieuse. Il en est souvent ainsi, et bien des fois le malade n'est averti de sa présence que par hasard, en y portant la main.

Si la tête des deux épididymes est prise, il se peut qu'il n'y prenne garde, pour peu qu'il n'y éprouve aucune douleur et qu'il ne se soit pas rendu compte de l'état antérieur des parties. Aussi est-ce dans ces cas que le malade, qui vient consulter pour une toute autre lésion, apprend, à son grand étonnement, l'affection épididymaire dont il est porteur.

D'autres fois, au contraire, la maladie a signalé son apparition par un sentiment de pesanteur ou de tiraillements qu'éprouve l'individu. Ce n'est pas une douleur à proprement parler, c'est une gêne qui se fait sentir soit dans la marche, soit dans la station assise.

Ailleurs la sensation du début a été plus vive, et le malade, pris subitement d'un élancement douloureux, est obligé de s'arrêter. Le poids de l'organe lui semble avoir augmenté, et le travail ou la marche se trouvent interrompus, s'il n'y remédie instantanément en imaginant un moyen pour soutenir les bourses.

Causes. — Veut-on savoir la cause qui a présidé à cette évolution spontanée de la maladie? Il est quelquefois impossible d'en trouver la raison la plus minime.

D'aucuns pensent avoir fait un effort ; d'autres accusent une fausse position ; d'autres enfin semblent ne devoir leur maladie qu'à une marche de trop longue durée.

Sans doute, ce peuvent être là des causes occasionnelles; mais la syphilis seule est la cause primordiale, et, s'attaquant à tel ou tel tissu, en réveille la sensibilité plus facilement chez l'un que chez l'autre.

Il se passe ici ce qui se passe pour les autres diathèses; une arthrite légère pouvant être pour un scrofuleux le point de départ d'une tumeur blanche, une simple contusion pouvant faire évoluer un cancer chez toute personne prédisposée.

Que l'épididymite se développe en pleins accidents secondaires ou au milieu de la période tertiaire, c'est toujours en procédant comme nous venons de le dire que s'annonce la maladie.

SYMPTOMATOLOGIE.

La douleur a donc pu signaler l'apparition de la maladie, mais jamais elle n'a présenté cette intensité qui caractérise l'épididymite blennorrhagique, et sa durée a toujours été courte.

Nous venons de voir qu'elle peut faire absolument défaut. Il en est de même, que la maladie soit seule, ou compliquée de sarcocèle.

Que l'on considère un malade dont l'affection a débuté par une douleur subite, par une gêne plus ou moins grande, ou chez lequel l'indolence a été absolue ; il est un fait qui frappe dans un cas comme dans l'autre.

Je veux parler de l'aspect extérieur des bourses.

Rien dans leur forme, rien dans leur coloration, ne trahit l'inflammation épididymaire.

Le scrotum a conservé sa teinte normale, les plis ne sont point effacés, et l'on peut aisément faire glisser les tuniques sur les parties sous-jacentes.

Le testicule et son épididyme peuvent être distingués, et l'altération de celui-ci constatée.

Jusqu'ici, jamais nous n'avons pu observer dans ce cas d'épanchement dans la tunique vaginale.

Je parle, bien entendu, des cas dans lesquels le testicule n'était pas intéressé.

Poursuivant l'examen vers la partie supérieure et inférieure de la glande, l'on sent alors une nodosité plus ou moins volumineuse et plus ou moins dure, de forme variable, et dans la majeure partie des cas indolente à la pression, nodosité qui semble, par ses caractères aphlegmasiques, n'être, comme l'a fort bien dit M. Fournier, qu'un néoplasme déposé froid dans le tissu épididymaire.

Ce n'est pas une seule tumeur que l'on trouve habituellement, ce sont plusieurs nodosités dont la réunion concourt à en former l'ensemble.

Leur volume peut varier; et tandis que certaines sont comparables à un pois, à une groseille, d'autres atteignent celui d'une noisette, et même d'une petite noix.

Leur forme est souvent arrondie; d'autres fois elles s'allongent ou bien s'étalant à leur partie supérieure, pour diminuer inférieurement; elles reproduisent assez exactement ce qu'est la tête de l'épididyme tuméfiée.

Nous avons noté leur consistance; elle est dure, parfois même cartilagineuse. Cette tumeur, dit M. Fournier, représente assez bien ce que serait un pois, un haricot introduit dans l'épididyme sain.

L'indolence, même à une pression assez vive, n'est pas un de leurs moindres caractères.

Enfin, nous avons dit précédemment que le néoplasme était presque toujours circonscrit à la tête de l'épididyme.

Tels sont les signes physiques qui forment la caractéristique habituelle de l'épididymite syphilitique. Cependant nous devons considérer suivant que l'affection est récente et ancienne.

Récente. Il nous a paru que le volume était relativement plus considérable, la sensation moins ferme, moins dure, et la tumeur moins irrégulière.

Ancienne. L'indolence était plus absolue, les noyaux plus durs, de consistance cartilagineuse, quelquefois même pierreuse, comme Dron l'a signalé dans les engorgements anciens.

Une affection dérivant d'une maladie d'origine essentiellement aphlegmasique par sa nature, même dans ses plus graves manifestations, ne pouvait donner lieu à des symptômes généraux, fussent-ils de la plus faible intensité. Quant aux fonctions, nous ne les avons pas trouvées compromises, dans les deux observations où le sperme a pu être constaté. Dans l'une, rapportée par Dron, le sperme a pu être recueilli, et les spermatozoïdes constatés ; dans l'autre, il nous a été possible d'examiner la tache spermatique, et de lui retrouver tous ses caractères physiques normaux. Disons cependant que la recherche des spermatozoïdes n'a pas été faite.

ÉPIDIDYMITE A LA PÉRIODE SECONDAIRE SANS SARCOCÈLE CONCOMITANT

Observations dans lesquelles la lésion siége à la tête des deux épididymes.

Obs. 1. Chancre en 1862. Double épididymite des deux têtes, trois mois après. Plaques muqueuses. Syphilides papuleuses. Guérison des indurations en deux mois.

Q..., vingt et un ans, tempérament sanguin, entre à l'Antiquaille le 7 avril 1863, salle Saint-Jean, n° 9.

Antécédents : Jamais de blennorrhagie. Bonne santé.

Chancre induré en novembre 1862. Traitement local par une pommade; traitement général irrégulier et incomplet avec des pilules mercurielles et la décoction de salsepareille.

A la fin de février 1863, le malade ressentit dans le scrotum une douleur survenue sans cause appréciable, et qui n'était guère perçue que dans la marche et dans le travail.

Il remarqua qu'alors une tuméfaction peu considérable, en haut des testicules, plus marquée à gauche, s'était produite. La peau du scrotum avait conservé sa couleur et sa mobilité normales. Le malade recouvrit la tumeur d'un emplâtre de Vigo, et n'interrompit pas son travail.

A son entrée, je constate des plaques muqueuses sur les amygdales et les piliers du voile du palais; une syphilide papuleuse siégeant principalement sur les jambes, des engorgements ganglionnaires sous-occipitaux et inguinaux. L'induration du chancre est encore marquée.

En examinant les testicules, je constate à gauche un engorgement de l'épididyme de la grosseur d'une petite noix, occupant surtout la tête de l'organe; cette tumeur est résistante au toucher; sa surface est irrégulière. La pression y éveille de la douleur. Elle est appliquée sur le testicule, que pourtant elle ne masque nullement. Celui-ci n'offre ni noyaux durs ni plaques cartilagineuses; sa consistance est normale, ainsi que sa sensibilité et son volume.

A droite, l'épididyme présente un noyau de la grosseur d'une noisette, occupant seulement la tête de l'organe, dur et bosselé, moins sensible à la pression que la tumeur gauche; il est aussi plus indépendant du testicule, qui est parfaitement sain.

2 pilules de protoiodure hydrargyrique, décoction de salsepareille, frictions avec la pommade à l'iodure de plomb, cautérisation des plaques muqueuses buccales.

1er mai. Vingt-trois jours après le premier examen, la tumeur de l'épididyme gauche n'a plus que le volume d'une amande; on peut facilement l'isoler du testicule; elle est à peu près indolente.

A droite, il ne reste plus dans la tête de l'organe qu'un noyau gros comme un pois et non douloureux. Le malade a eu une pollution nocturne; le sperme, examiné au microscope, a présenté des spermatozoïdes.

6 juin. Sortie du malade.

A droite, l'épididyme est normal.

A gauche, sa tête offre encore deux petites indurations grosses comme un pois, bien détachées du testicule et indolentes.

Les autres manifestations syphilitiques sont guéries.

Obs. II. Chancre en 1876. Épididyme des deux têtes de l'organe. Syphilides papulo-lenticulaires concomitantes deux mois après. Guérison des nodules syphilitiques un mois après le traitement.

Le nommé N... (Jules), vingt-sept ans, employé de commerce, entre, le 22 avril 1876, à l'hôpital Saint-Louis, service de M. Fournier, salle Saint-Louis, n° 42, pour un chancre de la paroi abdominale, siégeant à deux travers de doigt au-dessus du ligament de Fallope, vers la partie moyenne.

Il mesurait environ deux centimètres de diamètre.

Son début datait de trois semaines, et s'était annoncé par une vive démangeaison; puis apparut un petit bouton blanc qui alla toujours en augmentant, en s'indurant à sa base.

Le malade fut soumis au traitement mercuriel.

1 pilule de protoiodure d'hydrargyre. Pansement du chancre avec pommade au calomel.

Pendant son séjour à l'hôpital, qui fut de trois semaines, il ne présenta qu'une légère rubicolique sur la partie gauche de l'abdomen.

Il continua son traitement au dehors.

Quelques jours après son départ, apparut, à l'endroit même de la précédente éruption, une syphilide papulo-lenticulaire, qui ne tarda pas à envahir la cuisse, la jambe, la face et le tronc.

Vers le 5 juin, après une marche de quatre heures, il ressentit une douleur accompagnée de pesanteur dans la bourse gauche, qui l'obligea à se reposer. Il mit dès ce moment un suspensoir, et la douleur disparut.

Trois jours après, une douleur moins vive et de courte durée se fit sentir à droite.

Le 16 juin, le malade rentre à l'hôpital. On constate une syphilide papuleuse généralisée, à teinte vive. Pas de plaques muqueuses de la bouche.

Les bourses ne sont pas augmentées de volume. La peau a conservé sa coloration normale; elle glisse facilement sur toute l'étendue des testicules, dont la surface est lisse et la souplesse normale.

Mais à leur partie supérieure se trouve une tumeur dure, irrégulière, indolente à la pression.

A gauche, le volume est celui d'une aveline, plus saillante à la partie moyenne, et offrant en avant deux nodosités plus petites. Une autre est située plus en arrière.

A droite, l'induration est isolée, mais moins volumineuse. La queue est saine. N'a pas eu de blennorrhagie antérieure ; pas même, dit-il, le plus petit échauffement. Ne s'est pas contusionné.

Le 20, pour la première fois, on constate des plaques muqueuses sur les amygdales. La syphilide papuleuse commence à perdre la vivacité de ses couleurs.

Le 27, les tumeurs de l'épididyme ont sensiblement diminué. Nulle douleur à la pression. Depuis quinze jours, le malade a eu quatre pollutions nocturnes. La tache qu'il m'est donné de voir, et qui date de la nuit, est étendue; ses contours, irréguliers, sont nettement dessinés, et elle ne présente pas de coloration particulière.

Le 10 juillet, les indurations sont à peine grosses comme un petit pois.

Le traitement a consisté en 2 pilules de protoiodure d'hydrargyre et 2 grammes d'iodure de potassium par jour.

Les antécédents n'ont pas permis de relever chez notre malade les plus petites traces de scrofule ou de tuberculose héréditaires. Ses père et mère se portent bien.

Obs. III. Chancre en 1869. Plaques muqueuses buccales. Plaques lisses de la langue. Noyaux de la tête de l'épididyme des deux côtés, constatés deux ans après l'accident primitif. Guérison en un mois.

Le 28 mai 1871, le nommé X... fut consulter M. Fournier pour des plaques blanches de la face interne des lèvres.

Il y a deux ans, dit-il, qu'il a vu survenir à la verge une érosion qui fut diagnostiquée chancre induré, et dont la trace persiste encore.

Il eut en même temps une blennorrhagie, mais sans orchite consécutive.

Aujourd'hui, le malade présente, à l'examen, des syphilides muqueuses de la face interne des lèvres, et sur la langue, des taches rosées, à surface lisse, légèrement douloureuses, et auxquelles M. Fournier a donné le nom de plaques lisses. On dirait, en effet, qu'à ceniveau les papilles linguales ont été comme usées jusqu'à disparition complète.

Les bourses ont leur volume ordinaire et leur aspect normal, et ce n'est pas sans étonnement de la part du malade que M. Fournier constate au sommet de chaque testicule des noyaux indurés.

A droite, la tête de l'épididyme est dure et bosselée. Les bosselures sont bien limitées, et donnent la sensation de deux pois rapprochés. La queue est saine.

A gauche, la tête est généralement prise et présente deux noyaux, dont le supérieur est beaucoup plus volumineux que l'inférieur, qui a tout au plus le volume d'un grain de chènevis.

La pression n'y détermine aucune douleur. Les testicules sont absolument sains. Le canal déférent des deux côtés est intact.

Il fut mis au traitement mercuriel.

1 pilule de protoiodure d'hydrargyre de 5 centigrammes et 2 grammes d'iodure de potassium par jour.

L'induration alla en diminuant, et, le 26 juin, les deux épididymes avaient repris leur souplesse normale.

Obs. IV. Chancre en 1873. Plaques muqueuses. Érosions buccales. Induration de la tête des deux épididymes, survenue trois ans après le début de la maladie, guérie en un mois et demi.

Le nommé X... contracta, en 1873, un chancre du gland, à la suite duquel il vit survenir la roséole et des plaques muqueuses. Il prit de 20 à 30 pilules de protoiodure de mercure de 5 centigrammes. Depuis lors, pas d'accidents.

En 1876, le 28 février, il vint consulter le Dr Fournier, pour des tiraillements qu'il éprouvait du côté des bourses.

On ne constate pas d'augmentation de volume. Le scrotum a con servé sa forme et ses plis. Pas de douleurs à la pression. Le testicule de droite est sain. L'épididyme s'en détache nettement. Sa tête est de la grosseur d'une noisette, dure et bosselée.

A gauche, le testicule est sain dans ses trois quarts inférieurs. Il semble supérieurement revêtu d'une coque dure. L'épididyme ne peut en être distingué.

Légères érosions buccales.[1]

Prescription : Bains. 2 grammes d'iodure de potassium par jour.

Le 13 mars, la diminution a eu lieu de moitié.

21 avril. Quelques syphilides linguales légères. Petites croûtes dans les cheveux. Un peu d'herpès præputialis.

A droite, l'épididyme a recouvré sa souplesse normale.

A gauche, il ne reste plus au sommet du testicule qu'une induration pisiforme.

Obs. V. Accident primitif ignoré. Syphilides linguales et anales présentées au moment de la constatation d'une induration de la tête des deux épididymes.

Le nommé C... (Adolphe), âgé de quarante-neuf ans, rentre le 12 juillet 1876 à l'hôpital du Midi, salle 12, n° 6, dans le service de M. Horteloup.

C'est un homme dont l'aspect est plutôt celui d'un homme de soixante ans, alcoolique par excellence.

Il entra le 28 décembre 1875 dans le même service, pour difficulté dans la miction.

Il portait en même temps des plaques muqueuses à la face interne des lèvres et sur les bords de la langue, et dans la rainure interfessière. Les bourses étaient absolument saines.

Il affirme n'avoir jamais eu le plus petit bouton soit à la verge, soit ailleurs. Pas d'adénite. Jamais de croûtes dans les cheveux. Aucune tache sur le corps.

Il fut sondé, et sortit le 24 mars 1876, urinant parfaitement.

Il prit pendant ces trois mois des pilules de protoiodure et des bains de sublimé, mais pas d'iodure de potassium, et suivit le traitement avec régularité.

Il rentre au service le 12 juillet, pour de nouvelles syphilides linguales et anales, et pour gêne dans la miction.

Des papules érosives siégent à la base de la verge et sur le scrotum. Celui-ci a conservé ses plis et sa coloration normale. Il glisse librement sur les parties sous-jacentes.

A droite, le testicule est petit, souple, et surmonté d'un noyau du volume d'une petite noisette, qui est assez dur et légèrement bosselé. La pression, quand elle est fortement exercée, y est douloureuse. Cette tumeur, facilement distincte et isolable du testicule, siége manifestement dans la tête de l'épididyme. Rien à la queue de l'organe.

A gauche, le testicule semble remonté vers l'anneau; il est plus volumineux qu'à droite, mais souple, et sa sensibilité n'est pas exagérée. Seule, la tête de l'épididyme est prise, moins distincte cependant qu'à droite, entourée qu'elle est par des veines dilatées. La pression y est un peu douloureuse.

Le malade éprouve un peu de gêne seulement depuis quelques jours, mais dit ne pas avoir remarqué les noyaux épididymaires.

ÉPIDIDYMITE UNILATÉRALE DROITE OU GAUCHE DE LA TÊTE DE L'ÉPIDIDYME.

Obs. VI. Chancre en août 1871. Inflammation de la tête de l'épididyme, survenue quatre mois après. Syphilides muqueuses. Guérison en deux mois. Erosions buccales consécutive.

Le 17 août 1871, M. X.... vint trouver M. Fournier pour une ulcération du gland qui avait débuté la veille. Elle ne présente pas de caractères particuliers. On ne peut encore y constater d'induration.

Prescription : Lotions d'eau blanche.

21 août. L'ulcération s'est agrandie. On peut saisir l'apparition d'un ganglion inguinal à droite.

Prescription : Emplâtre de Vigo.

26. Le chancre repose sur une base dont l'induration est facilement appréciable.

Le ganglion de l'aine est plus volumineux. Un autre plus petit se développe à côté.

Prescription : Pansement avec pommade au calomel et une pilule de protoiodure d'hydrargyre.

30. L'induration est mieux accusée.

Un peu de diarrhée et quelques coliques, sous l'influence de la pilule, sans doute.

12 septembre. Le chancre est presque complétement cicatrisé. Les coliques sont vives. La diarrhée a persisté. — On cesse le traitement.

10 octobre. Début d'angine tonsillaire causée par une petite érosion.

31. Nouvelles plaques amygdaliennes. Les ganglions inguinaux sont très-peu développés.

16 novembre. Bon état. Le traitement est continué.

8 décembre. Le malade a depuis la dernière consultation pris vingt pilules de 0.05 centigr. Douleurs de tête depuis quelques jours. Nouvelles syphilides muqueuses sur les amygdales.

Pr. 2 pilules de protoiodure. Gargarisme au chlorate de potasse.

30. Les douleurs de tête ont disparu quelques jours après la dernière visite, mais une légère douleur s'est fait sentir à droite dans le testicule.

A l'examen, les bourses sont normales d'aspect. Le scrotum glisse facilement des deux côtés sur les parties sous-jacentes.

Les testicules ont leur volume habituel, et le poli de leur surface comme à l'état normal. Ils sont souples.

L'épididyme de gauche est sain en haut et en bas. A droite, il est tuméfié à sa partie supérieure, qui est dure, bosselée, assez volumineuse et fait éprouver au malade une légère douleur à la pression.

Le malade a eu deux blennorrhagies antérieures, sans orchite consécutive.

Pas d'écoulement actuel. La seconde blennorrhagie date de deux ans.

Prescription : Sirop à l'Iodure de potassium 15 p. 100.

Février 1872. Le traitement a été continué jusqu'ici à raison de deux cuillerées par jour. La guérison de l'épididymite est radicale.

19. Le bon état se poursuit. — Pr. On laisse reposer le malade.

11 mars. Il ne présente aucune trace d'accidents syphilitiques.

8 juin. Apparition de quelques crosions buccales superficielles.

Obs. VII. Chancre en octobre 1872. Plaques opalines des amygdales. Quelques papules de la cuisse. Epididymite de la tête à droite survenue six mois après le chancre. Trois récidives de roséole. Guérison de l'épididyme en trois mois. Roséole consécutive.

Vingt-cinq jours après un rapport suspect, M. X..., vit survenir au prépuce une légère érosion qu'il prit pour une simple écorchure et ne l'inquiéta nullement.

Ce ne fut environ que deux mois et demi après cette lésion, qui n'avait du reste pas tardé à se cicatriser, qu'il se sentit pris de mal de gorge avec difficulté dans la déglutition, et qu'il vit apparaître des taches sur le corps.

Anxieux, il vint consulter le docteur Fournier le 19 novembre 1872, qui constata l'existence d'une roséole très-confluente.

A la face interne des lèvres se voyaient de nombreuses plaques opalines, mais petites, analogues à celles que l'on retrouvait sur les amygdales.

Quelques papules commençaient à se montrer sur la cuisse gauche. Le prépuce examiné permet d'apprécier l'induration de l'accident pri mitif, induration qui donne au doigt la sensation d'une lame de parchemin. La cicatrice qui la recouvre est de forme discoïde.

Pléiade ganglionnaire des deux aines.

Prescription : Six pilules de Blancard. Une pilule de protoiodure d'hydrargyre. Un gargarisme au chlorate de potasse.

Le malade n'a pas eu de blennorrhagie antérieure, et ne présente pas le plus léger suintement uréthral.

Les bourses sont saines; leur aspect est normal. Rien aux testicules, rien aux épididymes.

Le 22, les plaques buccales affectent la forme cerclée.

L'état général est bon.

Le 25, la roséole commence à se faner, pour disparaître complétemen vers le 14 décembre.

Le traitement est continué à raison de deux pilules de protoiodure par jour.

Le 20 janvier 1873, plaques opalines des amygdales.

En février, nouvelles érosions, cette fois gingivales, se montrant pour disparaître vers le 15, alors qu'a lieu une récidive de roséole. Les taches en sont discrètes.

Le 31, M. Fournier surprend à l'insu de son malade une induration de la tête de l'épididyme droit, ayant la grosseur d'une petite noisette, irrégulière, indolente, même à la pression.

Le testicule est sain. Pas d'épanchements dans la tunique vaginale.

A gauche, l'absence d'altérations est absolue.

Le traitement est continué et suivi régulièrement.

Le 9 avril, la grosseur avait diminué des trois quarts.

Pendant ce temps, les érosions amygdaliennes évoluaient pour disparaître et se succédaient ainsi.

Le 13 juillet, *apparition d'une nouvelle roséole* qui s'éteint le 28.

Depuis mai il était impossible de constater le plus petit noyau dans la tête de l'épididyme.

Obs. VIII. Chancres en décembre 1863. Roséole. Plaques muqueuses. Induration de la tête de l'épididyme à droite constatée neuf mois après l'accident primitif. Syphilides papuleuses confluentes, concomitantes. Malade non revu.

Le 17 avril 1864, le sieur X.... se présente à la consultation du docteur Fournier pour se faire soigner d'accidents syphilitiques, suite d'un chancre qu'il a contracté il y a quatre mois environ. On peut en retrouver les traces dans la rainure glando-préputiale.

L'adénopathie inguinale persiste encore des deux côtés.

Pas de croûtes dans les cheveux. Les ganglions cervicaux postérieurs et latéraux sont néanmoins engorgés.

Quelque temps après le début du chancre, il vit survenir une roséole qui dura peu, mais qui réapparut le mois dernier à la suite d'un bain sulfureux.

Aujourd'hui il présente sur le corps quelques syphilides papuleuses.

A la face interne des lèvres se voient de petites plaques opalines. On trouve également sur la face dorsale de la langue des taches multiples à surface lisse.

Il semble qu'à ce niveau les papilles linguales aient été usées.

Le traitement suivi par le malade jusqu'ici a consisté en pilules au sublimé et en iodure de potassium.

Le 22, les plaques de la langue persistent. Sur les bords se remarquent quelques petites noyaux résistants, à surface légèrement érodée. — Cautérisation.

Le 28, l'amélioration est évidente.

27 mai. Le malade voit à nouveau réapparaître quelques syphilides érosives des bords de la langue, et des plaques opalines de la face interne des joues.

La gorge est saine. Légères cautérisatons. Sirop d'iodure de potassium.

4 juin. Retour de lésions semblables.

Le 21, le thorax et les avant-bras surtout sont parsemés de syphilides papuleuses sèches, qui disparurent pour réapparaître le 30 septembre, plus confluentes sur les bras, sur le front, le dos et le thorax. La langue est merveilleusement revenue à son état normal. Il s'est fait, dit M. Fournier, une admirable repapillation.

Une seule plaque lisse persiste encore en arrière.

En examinant les testicules, selon son habitude, M. Fournier constate à l'insu du malade une induration de la tête de l'épididyme à droite.

C'est un noyau dur, irrégulier, insensible à la pression.

Le testicule est sain. Il a conservé sa sensibilité normale.

A gauche, l'absence de lésion est absolue, et du côté du testicule et du côté de l'épididyme.

Le scrotum est normal, et glisse facilement] en tous points sur les parties sous-jacentes.

On ordonne des bains alcalins; plus : une pilule de protoiodure d'hydrargyre de 0.03 centigr. par jour, et deux cuillerées de la solution à l'iodure de potassium.

Pas de blennorrhagie antérieure.

Le malade n'est pas revenu.

Obs. IX. Accident primitif ignoré. Roséole. Psoriasis. Périostoses. Nodosités de l'épididyme constatées à droite dans la tête de l'organe, dix mois après la roséole. Le malade n'a pas été suivi.

Le 11 avril 1873, le nommé X..., vient consulter M. Fournier pour une roséole qui en serait à sa période de début, et pour un mal de gorge qui est reconnu causé par de légères érosions amygdaliennes.

Le malade se plaint de douleurs sternales, et l'examen de la région y fait découvrit une périostose.

Depuis quelques jours les maux de tête sont constants. Pas de ganglions inguinaux ni cervicaux. N'a pas connaissance d'avoir eu un chancre.

Le 18, la roséole apparaît de plus en plus ; de véritables plaques muqueuses se montrent sur les amygdales.

Le 5 mai la roséole est fanée, et le 12 complétement éteinte. Quelques jours auparavant, sans cause connue, était survenue une lymphangite de la partie interne de la cuisse, qui guérit par le repos et les cataplasmes. Le 16 il n'en restait plus trace.

Le 12 septembre, il revint pour un gonflement qui s'était manifesté dix jours auparavant, tout autour de l'oreille, et s'étendait de l'arcade zygomatique à l'apophyse mastoïde.

Nulle douleur spontanée; à peine en existe-t-il au toucher.

A cinq jours de là, un abcès s'ouvrit et donna issue à du pus qui s'écoula par l'oreille. La peau était devenue légèrement rouge vers le sillon auriculo-temporal.

En même temps, la malléole tibiale droite était le siége d'une tuméfaction douloureuse sans changement de couleur à la peau.

Le 22 tout s'apaise, et le 28 tout est terminé. Mais il fut pris d'une céphalée pénible, empêchant tout travail, qui céda le 8 novembre, lors de l'apparition d'un perionyxis et de psoriasis lingual.

Les testicules sont examinés et trouvés sains, ainsi que l'épididyme, tête et queue.

Le 24, le malade est réveillé par de vives douleurs dans les os, mais qui cédèrent à un traitement approprié.

En décembre, le psoriasis de la langue tend à disparaître; quelques papules apparaissent à la verge.

Le 8 janvier 1874, tout allait pour le mieux.

Le 20 février, le malade a suivi son traitement à raison de 1 pilule par jour, ne pouvant en supporter davantage.

11 avril, *statu quo*. Le 9 juin, M. X..., peut prendre 3 pilules, et assure s'être traité jusqu'ici.

Le traitement est cessé momentanément

Le 22, en même temps que se développait une périostose de l'extrémité interne de la clavicule droite, on sentait nettement à l'insu du malade, des nodosités dans la tête de l'épididyme. Le testicule est constaté sain, ainsi que celui de gauche avec son épididyme. Pas de douleur à la pression. Le scrotum a l'apparence tout à fait normale.

Prescription : Iodure de potassium 2 gr. par jour. Le malade n'est pas revenu,

Obs. X. Chancre en mars 1875. Nodules épididymaires de la tête, à gauche, constatés quatorze mois après le début de la maladie. Érosions buccales herpétiformes concomitantes. Guérison de l'induration en un mois.

Le 6 août 1875, le sieur X..., vint consulter le Dr Fournier. Il raconte que de février à mars il s'aperçut de quelques érosions siégeant à la verge, et pour lesquelles il consulta un médecin. Le diagnostic de chancre, au dire du malade, ne fut pas porté. Les érosions ne tardèrent pas à disparaître.

En juin, il fut pris de névralgie faciale à gauche, localisée aux branches sus et sous-orbitaires.

En même temps quelques plaques blanches se montrèrent à la bouche.

Il était également atteint d'une blennorrhée qui remontait à une époque déjà éloignée et qui n'est pas précisée, blennorrhée pour laquelle le médecin consulté aurait jugé à propos d'instituer le traitement à l'iodure de potassium et à l'eau de goudron. Il le suivit un mois durant.

A l'examen, M. Fournier constate trois érosions à la face interne des lèvres, des plaques opalines de la langue et des amygdales.

Il note deux papules syphilitiques, l'une à la partie antérieure du thorax, l'autre en arrière du cou.

Les ganglions sous-occipitaux postérieurs et cervico-latéraux à gauche sont engorgés.

Il reste encore deux indurations de la verge, situées dans la rainure glando-préputiale.

Les ganglions inguinaux à gauche sont encore bien accusés. Il persiste un suintement uréthral.

Les testicules sont examinés ; ils ne sont pas douloureux, leur volume est normal, et l'épididyme n'est aucunement modifié.

On prescrit 1 pil. de proto iodure d'hydrargyre et un opiat au cubèbe et au copahu.

Le 13 le malade revient, amélioré quant aux syphilides buccales mais avec recrudescence de sa blennorrhée. Aucune douleur dans miction. Rien d'aigu.

Le 23, l'écoulement persiste.

Le 30, il ne reste plus qu'un suintement jaunâtre.

Le 1er octobre, le malade ayant cessé le traitement de sa blennorrhée la voit reprendre. Nouvelles érosions buccales.

Prescription : 1 pilule de proto iodure, et 3 injections par jour au sulfate de zinc, solution 1/200e

Le 26 octobre, quelques érosions herpétiques se remarquent à la face interne des lèvres.

Le 30, le malade, qui a continué ses injections, n'offre plus qu'un léger suintement sans coloration aucune.

Prescription : Continuer les injections pendant quelques jours, tout en en diminuant le nombre.

Le 12 mai 1876, sept mois se sont écoulés; le traitement antisyphilitique a été mal suivi et abandonné depuis quelque temps. Nouvelles érosions buccales herpétiformes.

L'écoulement avait depuis longtemps totalement disparu. M. Fournier, fidèle aux principes de son maître, M. Ricord, qui recommandait « à tout médecin chargé d'un service de syphilitiques de surveiller plus les testicules de ses malades que ses malades ne les surveillent eux-mêmes», examina, malgré la lésion minime pour laquelle M. X .., était venu le consulter, les testicules de son client, et ce fut au grand étonnement de celui-ci que M. Fournier lui annonça l'induration de son épididyme.

En effet, la lésion siégeait à la tête et à gauche elle avait le volume d'une petite noisette qu'on pouvait aisément isoler du corps du testicule qui avait conservé son volume et sa souplesse normale.

L'induration épididymaire ne siégeait qu'à la tête, et était irrégulière. On avait tout à fait la sensation de nodosités isolées, indolentes à la pression.

A droite, aucune lésion; le scrotum avait son apparence normale; pas d'épanchement dans la tunique vaginale.

Diagnostiquant sans hésiter la nature syphilitique de l'engorgement, on reprend le traitement mercuriel associé à l'iodure de potassium.

Le 16 juin la diminution était considérable, et le 30 l'épididyme avait recouvré sa souplesse.

Obs. XI. Chancre en 1864. Roséole accompagnant la marche phagédénique du chancre qui siége dans la rainure glando-préputiale. Pseudo-chancre induré en 1867, suivi de syphilides papuleuses, et d'une inflammation de la tête de l'épididyme à gauche. Guérison en un mois.

Après un dernier rapport qu'il eut le 18 septembre 1864, le nommé X..., vit survenir, le 9 octobre, un léger écoulement. Cinq jours avant, une petite ulcération de la rainure s'était montrée, et à laquelle il ne prit garde immédiatement, pensant avoir affaire à un herpès.

L'écoulement le décida à venir consulter M. Fournier, qui put, en effet, constater l'existence d'un écoulemeut blanc-jaunâtre, mais peu abondant.

Dans le sillon glando-préputial se trouvait une ulcération creuse, déterminant autour d'elle un fort empâtement. Rien de significatif dans les aines.

Est-ce un chancre infectant? Avons-nous affaire à une blennorrhagie due à une ulcération syphilitique du canal? Telle est la question que se pose M. Fournier.

Le 12 l'écoulement augmente. L'empâtement diminue, mais l'induration s'accentue.

On avait appliqué sur l'ulcération de la pommade au calomel et fait prendre un bain général. Contre l'écoulement, on se contente de donner de la tisane d'orge.

Le 15, même état.

Le 20, l'écoulement diminue et donne un peu de sang. Le chancre entre en réparation.

Le 24, augmentation de l'induration. Le chancre est presque cicatrisé. L'écoulement va toujours en diminuant.

Le 28, le malade se plaint d'un peu d'angine. L'amygdale gauche présente une ulcération.

Traitement : Cautérisation, gargarisme au chlorate de potasse. Sur la chemise on remarque une gouttelette jaunâtre.

Le 31, l'amygdale est toujonrs légèrement exulcérée.

L'écoulement est en voie de guérison, mais le chancre a changé de caractère. L'induration est devenue des plus considérables, et l'ulcération, qui s'est reproduite, a l'aspect d'une cavité à fond gangréneux.

Le 3 décembre, apparition d'une roséole accompagnée de croûtes dans les cheveux et d'adénopathie cervicale. La voûte palatine, le voile du palais, la langue, sont le siége d'une éruption érythémateuse.

C'est là, dit M. Fournier, un cas remarquable d'éruption cutanée, survenue le quarante-cinquième jour après l'accident primitif. L'éruption est plus intense à la bouche que sur le corps.

Le 5, amélioration de l'écoulement; le chancre a toujours son aspect caverneux, térébrant, phagédénique. Il ronge son induration. Le pansement à la pommade au calomel est continué. 1 pilule de protoiodure.

Le 8, ce n'est plus qu'un suintement uréthral. Adénopathie bicervicale; la roséole perd de sa vivacité; le chancre tend à la cicatrisation. Charpie sèche.

Le 12, plus d'écoulement. La roséole est stationnaire. Le chancre se répare avec grande rapidité. Même prescription.

Le 17, la cicatrisation est complète et la roséole diminue.

Le 5 janvier 1865, le malade a depuis la dernière consultation pris 22 pilules, qui ont été la cause probable d'une diarrhée qui persiste depuis quinze jours. Quelques légères plaques opalines siégent sur les amygdales.

Le 9 le traitement a été supprimé. La diarrhée survient encore la nuit, mais toujours à la même heure. Pas traces d'accidents syphilitiques.

Le 5 mars, nouvelle poussée de plaques sur les amygdales et le voile du palais. Adénopathie cervicale persistante. Légères papules croûteuse des lèvres.

Le 8, on cautérise les plaques de la voûte palatine. Prescription : 2 cuillerées par jour de sirop d'iodure de potassium 15/500.

Le 27 septembre, nouvelles plaques linguales, macules aux bras et aux jambes.

Le 14 octobre, faiblesse générale ; les plaques de la langue s'étendent, quelques rougeurs se montrent au front.

Mai 1867. Au scrotum vient de se développer une petite tumeur qui s'est ulcérée superficiellement. La base en est circulaire et légèrement parcheminée; elle ressemble, à s'y méprendre, à un chancre, « et si je ne connaissais pas le malade, dit M. Fournier, ce serait le diagnostic de chancre parcheminé que je poserais. »

Sur le gland, quelques érosions herpétiformes se montrent isolées, mais par groupes sur le prépuce. Aux avant-bras, des taches affectant la forme demi-cerclée revêtent tout à fait les caractères de la spécificité.

5 septembre. Nouvelle éruption sur le cou, de syphilides papuleuses disposées par groupes.

19. M. X.... se plaint d'avoir ressenti depuis douze jours de la gêne dans le testicule gauche.

L'examen ne permet pas d'en constater l'augmentation de volume. On le sent parfaitement à travers les parois scrotales, qui n'ont pas changé de coloration, et qui glissent aisément sur les parties sous jacentes.

L'épididyme est sain inférieurement, mais sa tête, augmentée de volume, est de la grosseur d'une petite noix.

Elle est dure, avec quelques bosselures, et la pression y détermine une sensation de douleur sourde.

A droite, l'épididyme et testicule sont sains.

Un peu d'écoulement uréthral, au dire du malade, serait réapparu. En pressant d'arrière en avant, une goutte opaline se montre au méat; mais c'est plutôt là un peu de catarrhe habituel dont M. X.... se sera par hasard aperçu. Du reste, aucune tache n'est apparente sur sa chemise.

Telle est l'opinion de M. Fournier, qui conclut à une épididymite syphilitique; en vertu de quoi le traitement à l'iodure de potassium est continué, associé au traitement mercuriel, et rapidement la grosseur avait disparu. Un mois au plus avait suffi.

18 décembre. Sur la cicatrice de l'ancien chancre de la rainure viennent de survenir des petites ulcérations de la dimension d'une tête d'épingle, et qui semblent herpétiques.

Sur le scrotum viennent également d'apparaître des petites saillies papuleuses qui se sont ulcérées à la surface.

Pas d'autres accidents syphilitiques.

J'ai tenu, quand je l'ai pu, à donner des observations aussi complètes que possible, afin de mieux faire saisir l'évolution de la maladie qui nous occupe, et de montrer que, soit avant, soit après, les accidents s'étaient toujours bien accusés comme appartenant à la période dans laquelle nous plaçons l'affection.

Cette observation est intéressante en ce qu'elle nous montre que les manifestations ultérieures n'ont pas présenté la gravité excessive que pouvait faire pressentir la marche destructive de l'accident primitif.

Obs. XII. Chancre en janvier 1869. Roséole. Psoriasis palmaire en janvier 1875. Induration de la tête de l'épididyme. Pas d'accidents concomitants, Guérison en trois mois et demi.

En janvier 1869, le nommé X.... contracte deux chancres à base dure et dont la marche est envahissante, avec adénopathie consécutive.

6 mars. Survient une roséole accompagnée de maux de tête et d'angine due à des érosions de l'amygdale.

En 1870, M. Fournier constate du psoriasis palmaire comme seule ésion, et prescrit de l'iodure de potassium à la dose de deux cuillerées par jour, c'est-à-dire deux grammes de sel.

1872. Légères érosions buccales.

En janvier 1875, le 15, sans autre accident concomitant, le malade revient consulter M. Fournier pour une grosseur indolente de l'épididyme. Les bourses ont l'aspect normal, et les testicules sont trouvés sains.

L'épididyme de l'un d'eux présente au niveau de sa tête une dureté irrégulière. En l'absence d'accidents actuels, l'incertitude règne sur la nature vraiment spécifique de l'affection. Aussi le traitement est-il institué.

Le 25 janvier, la dureté avait diminué.

Le 25 mai, elle n'était plus que de la moitié.

En mai 1876, M. Fournier revit le malade guéri, et n'ayant pas eu de nouvelles manifestations.

INDURATION DE LA QUEUE DE L'ÉPIDIDYME.

Obs. XIII. Chancre en novembre 1861. Plaques muqueuses. Epididymite à droite dans la queue de l'organe, constatée le 21 février 1862. Fin mars, marche vers la guérison. Pas de blennorrhagie antérieure.

M. X.... se présente le 12 février 1862 à la consultation particulière du docteur Fournier, pour des plaques muqueuses confluentes de l'isthme du gosier, et pour lesquelles on prescrit un gargarisme au chlorate de potasse.

Il raconte que plusieurs mois auparavant il a contracté un chancre qui fut suivi d'adénopathie inguinale indolente.

Aujourd'hui, on observe quelques tubercules muqueux de l'anus, accompagnés d'un abcès volumineux de la marge. Des lotions avec la liqueur de Labarraque, et des cataplasmes, sont recommandés.

Pas de blennorrhagie. Les bourses sont saines.

Le 15, l'amélioration des lésions anales est considérable.

Le 21, le malade dit éprouver un peu de gêne dans le testicule du côté droit. On sent, en effet, à la partie inférieure, un peu de gonflement.

Les syphilides muqueuses s'affaissent de plus en plus.

Le 24, l'épididyme se dessine avec sa forme, enchâssant inférieurement le testicule, qui est constaté sain.

Au palper, la queue de l'épididyme donne une sensation de forte dureté, très-irrégulière en avant. De petits noyaux d'induration peuvent être sentis en remontant vers la tête de l'organe.

L'extérieur des bourses est normal. Aucune adhérence. Pas d'épanchement vaginal. Traitement : Iod. potassium. une pil. de protoiod.

5 mars. Les plaques muqueuses anales sont en partie effacées

Pas de changement dans la conformation de l'épididyme.

20. A suivi régulièrement le traitement. L'épididymite tend à la résolution complète.

Obs. XIV. Chancre en novembre 1868. Roséole. Erosions buccales. Queue de l'épididyme gauche indurée. Plaques muqueuses concomitantes trois mois après le chancre. Blennorrhagie antérieure non compliquée d'orchite. Guérison en un mois et demi.

Le 13 novembre de l'année 1868, le sieur X.... vint consulter M. Fournier pour des douleurs vives qu'il éprouvait en allant à la garde-robe. L'examen fit découvrir une légère érosion anale, qui fut cautérisée et cicatrisée le 20 novembre.

Vers le 28 octobre, M. X.... avait un dernier rapport. Un mois après, c'est-à-dire quelques jours après la cicatrisation de l'érosion de l'anus, il remarqua un bouton à la verge et le cautérisa.

A côté se produisit une nouvelle érosion qui, le 4 décembre, présentait un contour blanchâtre et une base parcheminée. Dans l'aine, deux petits ganglions.

Le 12 décembre, le chancre est déclaré infectant; alors qu'il se présente plus élargi et à base manifestement indurée.

Prescrip. : Bains alcalins. Pansement du chancre avec la pommade au calomel.

Le chancre va s'élargissant jusqu'au 18.

Le 30 seulement il entre en réparation ; mais la base s'est de plus en plus indurée, et elle persiste telle jusqu'au 11 janvier 1869.

11 janvier. Maux de tête, plaques opalines des amygdales, quelques érosions gingivales en arrière des deux incisives médianes supérieures.

25 janvier. L'amélioration est manifeste. Le malade a pris jusqu'ici soixante pilules de 0,05.

1er avril. Apparition de quelques rougeurs sur le thorax.

Il y a trois jours, M. X... a eu un rapport suspect, à la suite duquel s'est déclaré un écoulement appréciable aujourd'hui. La guérison fut assurée en trois semaines.

6 juillet. Plus d'écoulement. L'examen des bourses n'y fait découvrir aucune induration, ni des testicules, ni de l'épididyme.

Du 6 juillet 1869 au 26 mars 1870, le malade vint sept fois consulter et ne présenta aucune trace d'accidents.

En juin 1870 il se maria.

En juin 1871, il voit survenir quelques plaques opalines sur les amygdales.

Le 30, M. X.... revient consulter pour des petites plaques dures qu'il sentait dans l'épaisseur du scrotum.

On dirait trois tumeurs intra-dermiques aplaties.

Quinze jours avant, il avait ressenti des pesanteurs dans l'aine et quelques douleurs, en pressant sur la partie inférieure du testicule gauche.

On constate, en effet, que la queue de l'épididyme est dure, légèrement bosselée, mais peu douloureuse à la pression,

La tête est saine. Le testicule est indemne de toute altération et se distingue nettement.

Le traitement est continué, et le 11 juillet la tumeur de l'épididyme a de beaucoup diminué. Les tumeurs scrotales sont très-affaissées.

Le 11 août, l'épididyme a presque repris sa souplesse normale. Quelques syphilides papuleuses se sont développées sur le dos de la verge.

La femme n'a pas été malade, mais a fait une fausse couche de quatre mois et demi.

Je dois à l'obligeance de M. Horteloup, chirurgien de l'hôpital du Midi, l'observation suivante qu'il a bien voulu me communiquer.

Obs. XV. Chancre en janvier 1875. Pas d'accidents consécutifs observés. Epididymite de la queue de l'organe, contastée onze mois après le chancre. Pas de blennorrhagie antérieure. Ulcération de la voûte palatine six mois après la guérison de l'épididymite, qui se fit en un mois.

« M X..., quarante-quatre ans, auquel je donne des soins depuis plusieurs années, se présente dans mon cabinet le 14 janvier 1875, et me prie d'examiner une plaie qu'il porte au niveau du sillon balano-préputial, à gauche du frein.

« Le prépuce est légèrement gonflé; mais lorsque le gland est découvert, je constate une plaie de la dimension d'une pièce de cinquante centimes, à fond ulcéré, recouvert d'un enduit grisâtre; les bords, non décollés, se continuent sans démarcation avec le fond de la plaie.

« Induration des plus manifestes, engorgement polyganglionnaire des deux aines.

« M. X...., me dit qu'il s'est aperçu de cette plaie il y a douze jours et me donne comme origine une étiologie invraisemblable. M. X..., qui est marié, m'affirme qu'il n'a pas vu d'autre femme que la sienne, et je savais que cette dame, dont la moralité n'était pas susceptible d'être soupçonnée, ne présentait rien de syphilitique, car je l'avais examinée peu de jours auparavant, à la suite de douleurs utérines.

« Prescription : Pansement à l'onguent napolitain, qui amène la guérison en trois semaines.

« Je ne revis M. X.... qu'au mois de décembre 1875, onze mois après l'accident primitif. Il revenait pour me montrer sa langue et une grosseur du testicule droit.

« La langue présentait sur la pointe et sur le bord libre des plaques érosives, avec retentissement sur un ganglion sous-maxillaire.

« Quant au testicule, M. X..., en y portant la main, avait senti une petite boule qui était parfaitement indolente.

« Cette grosseur siégeait à la queue de l'épididyme. Elle a le volume d'une petite bille ; elle est arrondie, nullement douloureuse à la pression.

« L'absence de blennorrhagie ne pouvait donner un instant d'hésitation pour le diagnostic : c'était une épididymite syphilitique.

« Revenant alors sur l'histoire de son chancre, je lui fis avouer que dans le courant de décembre 1874 il avait eu des relations avec une fille publique.

« M. X.... m'affirma que depuis son chancre il n'avait rien vu survenir sur sa peau, malgré toute l'attention qu'il mit à l'observer.

« Traitement : deux pilules de protoiodure d'hydrargyre, 0,05. Bains de sublimé deux fois par semaine.

« En un mois, l'épididymite était guérie.

« Depuis cette époque, j'ai revu souvent M. X...., que j'ai remis à un traitement pendant le mois de mars. Il est revenu, au mois de juin, avec un gonflement de la voûte palatine; il existe deux petites ouvertures qui permettent de trouver l'os dénudé.

« L'apparition de cette épididymite comme accident secondaire suivie à six mois de distance d'une carie de la voûte palatine, rentre dans les idées de M. Dron comme gravité de la syphilis. »

Obs. XVI. Induration de la queue de l'épididyme à droite. Syphilis en 1860. Blennorhagie actuelle? Malade non suivi.

A la suite d'une syphilis contractée en 1860, M. X... vit survenir à la bouche, et à diverses reprises, des plaques blanches à forme érosive. Il eut plusieurs blennorrhagies dont il ne reste actuellement qu'un léger suintement. Il prétend qu'à son réveil il verrait une goutte au méat urinaire, mais il est impossible de rien trouver sur sa chemise, De plus, il y a une quinzaine de jours, il s'aperçut qu'il portait un noyau dur à la partie inférieure du testicule droit.

Telles sont les deux causes qui l'ont décidé à venir trouver M. le Dr Fournier en 1866, qui put constater en effet que la queue seule de l'épididyme était prise.

La tumeur était dure et bosselée, en même temps qu'indolente à la pression, et se détachait nettement du testicule resté sain. Le scrotum avait son apparence normale. Il y a six mois au dire de M. X..., qu'une orchite gauche se serait déclarée. Mais les signes qu'il donne n'étant pas de nature à entraîner la conviction, « le diagnostic, dit M. Fournier, vers lequel je penche est celui d'épididymite syphilitique. »

Le malade fut soumis au traitement spécifique, mais n'est pas revenu.

Obs. XVII. Cas de diagnostic difficile. Chancre en 1863. Roséole. Pas de blennorrhagie. Inflammation subaiguë de la queue de l'épididyme, ayant lieu en même temps que l'éruption rubéolique.

En février 1863, le nommé X... eut un chancre du fourreau à induration parcheminée constatée par M. Fournier, qui lui donne à prendre 1 pilule de protoiodure de mercure par jour.

Le 2 mai, il revient consulter portant une roséole qui date, dit-il, de trois jours.

L'induration du chancre persiste sous la cicatrice.

L'adénopathie inguinale spécifique est bien accusée.

On trouve quelques croûtes dans les cheveux.

Il se plaint en même temps d'un peu de douleur d'un des épididymes à la queue de l'organe, qui est augmentée de volume.

Les bourses ont conservé leur apparence normale.

Le malade n'a pas eu de blennorragie antérieure et n'a pas actuellement d'écoulement uréthral.

Le 9, l'épididyme est plus gros et plus douloureux.

La roséole est effacée.

Le malade n'a pas été revu.

Malgré la plus grande intensité de la douleur, je crois qu'il n'est pas possible de penser à une autre affection que l'épididymite syphilitique. Sans doute la douleur est plus vive que de coutume, mais ce n'est là qu'une légère exception à la règle ; encore n'est-ce pas une de ces douleurs si vives que celles qui se retrouvent dans l'orchite blennorrhagique. Et du reste, il a été absolument constaté qu'il n'existait pas d'écoulement uréthral.

La date de deux mois qui sépare l'apparition du chancre est une raison de plus pour pencher vers le diagnostic d'épididymite syphilitique, surtout si l'on y joint les caractères aphlegmasiques extérieurs de la lésion.

Enfin, sa coïncidence avec la roséole ne légitime-t-elle pas surabondamment la place que nous lui avons assignée ?

AVEC SARCOCELE

SARCOCÈLE D'UN CÔTÉ AVEC INDURATION DE LA TÊTE DES DEUX ÉPIDIDYMES.

En présentant les observations qui vont suivre, mon intention n'est pas de faire l'histoire du sarcocèle syphilitique ; aussi serai-je bref en ce qui concerne cette affection. Je n'appelle l'attention sur elles que parce qu'elles peuvent servir à prouver que, malgré l'altération du testicule, elles appartiennent néanmoins à la période secondaire, contrairement à l'assertion de Curling, qui n'admettait, comme nous l'avons vu, la lésion de la tête des épididymes que dans la période tertiaire; de plus, elles affirmeront à l'orchite syphilitique sa place possible dans les accidents de la seconde période.

Elles sont doublement intéressantes, en ce sens qu'elles nous montrent nettement que l'épididyme peut être affecté seul, ou conjointement avec le testicule, dans la même phase de la maladie; que l'épididymite en est même en quelque sorte la lésion principale, puisqu'elle siége des deux côtés, tandis que le sarcocèle est unique, et que souvent, dans ces cas, l'altération de l'épididyme l'emporte relativement sur celle du testicule.

L'affection compliquée de sarcocèle peut avoir le même mode de début que lorsqu'il s'agit de l'épididymite isolée. Seulement il est évident que dans ces cas la tuméfaction du testicule éveillera plus facilement l'attention du malade, et qu'il en résultera dans l'aspect extérieur des bourses une différence qui tiendra à la distension que l'augmentation de volume leur aura fait subir.

L'épididyme induré pourra ne pas se détacher si aisément du testicule, pour peu que le volume de celui-ci soit assez considérable. Enfin, il sera parfois nécessaire de donner issue au liquide qui se sera produit entre les feuillets de la séreuse vaginale, pour pouvoir se rendre compte de l'induration.

Obs. XVIII. Chancre en décembre 1869. Deux mois après, roséole et induration de la tête des deux épididymes compliquée de tuméfaction du testicule à droite. Plaques muqueuses consécutives. Guérison en un mois. Récidive d'épididymite à gauche en 1870.

En décembre 1869, le sieur X... vient consulter M. Fournier pour trois ulcérations de la rainure datant de douze jours. Elles sont indurées et s'accompagnent de l'adénopathie spécifique.

Le 11 février 1870, il revient avec une roséole.

Vers la fin de janvier, son testicule gauche devint douloureux, dit-il, et volumineux, puis, sans aucun traitement, la douleur disparut.

Depuis deux ou trois jours, à droite, il éprouve quelques douleurs.

A gauche, on constate à l'examen l'épididyme volumineux et dur. Le testicule paraît sain.

A droite, l'épididyme est également pris, un peu douloureux; le testicule probablement intéressé.

« Je crois, dit M. Fournier, à un sarcocèle syphilitique. »

Le traitement est institué, et le 19, l'amélioration est évidente.

Le 26, on constate des plaques opalines sur les amygdales, et la disparition du sarcocèle à droite.

La tumeur de gauche est très-réduite.

7 mars. Plaques amygdaliennes. Réduction plus accentuée de la tumeur épididymaire.

Le 18, guérison. Quelques syphilides buccales.

Le 24 mars, le 11 avril, le 2 et le 13 mai, les lésions se bornent à la bouche et au larynx, et sont légères.

Le 1er juin, même état. L'épididyme à gauche semble vouloir se reprendre.

Le 15 janvier 1872, le malade présente quelques érosions gingivales et de la ténosite du dos du poignet.

L'épididyme gauche est resté volumineux depuis la rechute en juin 1870.

Obs. XIX. Nodules de la tête des deux épididymes constatés quatre mois après l'accident primitif. Induration du testicule. Syphilides papulo-squameuses concomitantes.

Le sieur X..., âgé de vingt-deux ans, est adressé à M. le Dr Fournier en février 1870 pour une grosseur qui est survenue, il y a un mois environ, au sommet du testicule droit, et qui ne lui a causé qu'une légère douleur au début.

Il raconte qu'en septembre 1869 il contracta un chancre induré, et qu'à peu de temps de là des grosseurs se développèrent dans les aines. Il n'a pas constaté de roséole. Les cheveux ne sont pas tombés. Actuellement, même pas d'alopécie. Aucune blennorrhagie antérieure.

Sur le corps, on découvre quelques syphilides papulo-squameuses.

L'examen du testicule droit permet d'en apprécier l'augmentation de volume, mais à un degré relativement faible par rapport à l'épididyme dont la tête est dure et bosselée ayant le volume d'une noisette.

La tête de l'épididyme gauche commence à se prendre. On y sent quelques petits nodus. Le testicule de ce côté est sain.

La pression exercée sur les points indurés ne détermine aucune douleur. Le scrotum a son aspect normal et glisse aisément en tous points sur les parties sous-jacentes.

Prescription : Iodure de potassium, 2 grammes par jour. Le malade n'est pas revenu.

Obs. XX. Indurations de la tête des deux épididymes constatée trois ans après l'apparition du chancre. Sarcocèle à droite. Roséole antérieure. Pas d'accidents actuels. Réduction de moitié au bout de quinze jours.

Le 11 janvier de l'année 1863, M. X... ayant vu depuis un mois son testicule droit augmenter de volume, se présente à la consultation particulière de M. le Dr Fournier.

Il y a trois ans, dit-il, qu'il eut un chancre qui fut suivi, à courte échéance, d'une roséole. Il fut mis en traitement par un médecin de la ville, mais le suivit peu régulièrement.

Néanmoins les accidents furent des plus minimes; aussi pensa-t-il pouvoir se marier il y a quatorze mois. Actuellement il a un enfant de trois mois qui jouit de la plus parfaite santé.

Lui-même n'offre pas trace d'accidents sur le corps.

Toute l'affection porte sur les testicules.

Il existe, en effet, une notable différence entre la partie de droite et celle de gauche. Pas de rougeur, pas de chaleur à la peau. Le scrotum très-distendu à droite glisse librement sur les parties sous-jacentes.

A droite, le volume de la partie représente celui d'un gros citron. L'épididyme peut être distingué du testicule. Il est dur. On y sent à la tête des noyaux de la grosseur d'un pois moyen. Le testicule présente en même temps des saillies multiples indurées.

A gauche, le volume du testicule est normal et lisse à sa surface. On n'y peut sentir la plus petite dureté. Mais en arrière, la tête de l'épididyme est remplie de noyaux donnant la sensation de petits cailloux enchâssés dans l'intérieur des tissus.

La queue et le canal déférent sont reconnus sains. Le malade n'éprouve aucune douleur spontanée, et n'était la gêne occasionnée par la pesanteur de son testicule droit, on pourrait dire que, s'il ne le voyait pas et ne le pouvait toucher, il ne s'en douterait pas.

Il est mis au traitement, et, sous son influence, la diminution fut assez rapide pour que le 24 du même mois le testicule fut réduit de moitié.

Le 21 juillet, le testicule droit avait retrouvé son état normal, et les indurations épididymaires avaient également disparu. Le traitement avait été suivi jusqu'en avril.

SARCOCÈLE UNILATERAL AVEC INDURATION DE LA TÊTE DE L'ÉPIDIDYME DU MÊME CÔTÉ.

Obs. XXI. Chancre en 1859. Accidents légers jusqu'en 1864. Erosions de nature aphteuse constatées en même temps qu'une induration de la tête de l'épididyme à droite, compliquée de sarcocèle. Guérison en un mois.

Le 1er septembre 1864, venait à la consultation du Dr Fournier le sieur X... pour se faire soigner d'une grosseur du testicule droit, survenue trois semaines auparavant.

Ce malade accuse un chancre induré qu'il aurait eu il y a cinq années, mais dont il ne reste plus de traces.

Les accidents qu'il avait présentés sont des plus incertains, et paraissent avoir été de faible importance.

Il présente à gauche les traces d'une ancienne épididymite. Il y a quelques mois, il aurait eu une blennorrhagie dont l'écoulement était peu intense, mais qui est aujourd'hui totalement terminée.

A la face interne des lèvres existe actuellement des petites ulcérations de la dimension d'une tête d'épingle, et qui paraissent être de nature aphteuse.

Le testicule droit est du volume d'un gros œuf de poule, dur et à surface irrégulière. — Pas d'épanchement dans la tunique vaginale.

A la partie supérieure du testicule, l'épididyme fait une saillie assez considérable, mais ne se distingue plus dans le reste de son étendue, englobé qu'il est par la tumeur testiculaire. Peu de douleur à la pression. — Rien à gauche.

Notons que dans ces derniers temps le malade avait beaucoup marché.

Le traitement à l'iodure de potassium est institué du 10 au 20 septembre. Après avoir pris 13 grammes, la tuméfaction avait déjà diminué considérablement.

Le 27, le malade en était à ses 23 grammes.

Le 11 octobre, le testicule droit avait la même souplesse que celui de gauche.

L'épididyme avait vu son induration disparaître.

Obs. XXII. Chancre en 1859, suivi de roséole. Récidive de roséole, deux ans après. Syphilides papuleuses. Apparition de noyaux indurés dans la tête de l'épididyme, (avec sarcocèle?) 15 ans après le chancre. Syphilides papulo-squameuses consécutives.

Le 18 janvier 1859, se présentait à la consultation de M. Ricord le sieur X... porteur d'un chancre induré, accompagné de la pléiade ganglionnaire des deux aines, et à la suite duquel la série des accidents classiques se déroula, tels que : roséole, plaques muqueuses, adénopathie cervicale avec croûtes dans les cheveux.

Il suivit un traitement mixte. Néanmoins il eut dans l'intervalle des plaques rouges et squameuses des faces palmaires et plantaires qui furent appelées psoriasis. Il avait jusque-là pris près de 200 pilules de protoiodure de mercure.

Lorsque en janvier 1861 *réapparut une roséole* pour laquelle il vint consulter M. Fournier, qui la caractérisa du nom de *Roséole type* à forme lenticulaire sur le tronc.

Des plaques muqueuses siégeaient à la base de la langue.

L'iodure de potassium et les pilules mercurielles furent reprises.

Le 6 février la roséole était effacée.

On pouvait constater une adénopathie cervicale postérieure.

En septembre, nouvelles syphilides ponctuées, mélangées de papules.

Le traitement est régulièrement suivi et le malade reste jusqu'en 1863 sans avoir aucun accident.

Il se maria dans l'intervalle.

En 1864 il avait déjà un enfant de vingt mois qui n'avait pas présenté la plus petite trace de syphilis.

L'enfant grandit se portant toujours bien, et il avait atteint sa sixième année quand son père vint trouver M. Fournier pour une tuméfaction de la première phalange du gros orteil, datant de quelques mois.

La nature en resta indécise. Un point d'interrogation fut posé sur l'étiologie goutteuse de l'affection.

Jusqu'en décembre 1874, c'est-à-dire pendant près de six ans, M. Fournier n'en eut pas de nouvelles, lorsque, par lettre, M. X... signala l'apparition d'une grosseur du côté d'une des bourses. Elle était venue sans douleur. On la crut syphilitique, et le traitement à l'iodure de potassium fut prescrit.

Ce traitement fut suivi jusqu'en mars 1875.

Le 28 de ce mois, M. Fournier vit le malade et constata un reste de petites indurations de la tête d'un des épididymes.

En mai de la même année apparurent sur le corps des taches cerclées, de véritables syphilides papulo-squameuses qui s'accentuèrent, et le 31 l'éruption avait tout à fait l'apparence d'une éruption de la forme secondaire.

L'enfant avait alors treize ans et se portait à merveille. Le père était mis à 1 pilule de protoiodure par jour, et le 24 juin, la syphilide entrait en résolution pour réapparaître le 13 août aux avant-bras et au cou, mais alors plus discrète.

AFFECTION SYPHILITIQUE DU CANAL DÉFÉRENT.

Le cordon peut se trouver atteint sous l'influence de la diathèse syphilitique : c'est là un fait des plus rares et dont il ne m'a été possible de trouver que deux observations dans les auteurs. L'une a été consignée dans les *Mémoires de la Société de chirurgie*, et elle appartient à Vidal de Cassis ; l'autre a été rapportée dans le *Journal de chirurgie* de Malgaigne, par Hélot. Je dois dire que c'est Hélot qui a surtout appelé l'attention sur cette lésion.

L'observation de Vidal de Cassis, que je reproduis, ne permet pas de se rendre un compte exact de la nature des chancres qu'a présentés le malade. Faut-il rapporter le début à vingt ans de l'affection, c'est ce qu'on serait tenté de faire eu égard à l'apparition de la tuméfaction testiculaire avant le second chancre, et cependant on sait combien il est rare de constater l'adénite spécifique à l'état suppuré. Je sais bien que ce n'est pas là une raison absolue ; aussi m'abstiendrai-je pour établir le classement de l'affection, bien que cependant l'atrophie testiculaire observée et la lésion de la cuisse puissent faire pencher pour l'établir dans la période testiaire.

Il en est de même de l'observation d'Hélot. Quelle a été l'éruption antérieure ? Quels étaient les accidents actuels ? Il n'en est pas fait mention. Aussi l'incertitude doit-elle régner absolument, plus encore que dans la précédente.

Néanmoins, si l'on peut admettre que c'est une affection surtout de la période tertiaire, on ne peut méconnaître son apparition avec les accidents dits de la période secondaire. Je veux bien que ce soit là un accident tardif, c'est-à-dire se montrant à une époque éloignée du début de la maladie, mais elle n'en est pas moins passible d'apparaître avec les manifestations de chacune des phases de la diathèse.

L'observation que j'ai recueillie et que je reproduis ici démontrera, je l'espère, la valeur de mon assertion.

J'ajouterai que, tandis que la lésion des testicules et celle de l'épididyme ont pu être observées isolées l'une de l'autre, l'inflammation du cordon ne s'est jamais présentée indépendamment du sarcocèle.

Obs. XXIII. Induration simultanée du testicule, de la tête de l'épididyme et du cordon survenue trois ans après le début du chancre. Syphilides papuleuses concomitantes. En quinze jours, guérison du cordon. Malade en observation.

Le nommé S... Jean, âgé de vingt-neuf ans, garçon marchand de vin, entra le 1er juillet 1876, à l'hôpital Saint-Louis dans le service de M. Fournier, salle Saint-Louis, n° 26.

Cet homme d'une bonne santé habituelle, a comme antécédents morbides une dysenterie qu'il contracta pendant la guerre. Prisonnier en Allemagne il y fut soigné pour une pleurésie. Depuis il n'a jamais toussé.

En 1872, étant en garnison à Langres, huit jours après un dernier rapport, il eut un écoulement qui dura un mois ; traité par les injections et les balsamiques. N'a pas eu d'orchite.

Le 4 octobre de la même année il rentra dans ses foyers, lorsque en décembre, après avoir eu des rapports, il vit apparaître dans la rainure une érosion qu'il prit pour une simple écorchure. Néanmoins il alla consulter à l'hôpital du Midi, successivement MM. Mauriac et Simonet qui lui prescrivirent un traitement mercuriel qu'il suivit pendant un mois et demi.

Depuis il n'a jamais remarqué le plus petit accident.

Rien dans les aines, pas de mal de gorge, pas de taches. Cependant dit avoir eu en févier 1873 des croûtes dans les cheveux et la barbe.

Trois ans se passèrent sans autre accident et sans traitement, lorsque au commencement de juin 1876 il ressentit subitement une douleur sourde dans le testicule droit, qui le força de suspendre la marche

Alors il imagina de se soutenir les bourses avec son mouchoir, et il put continuer son travail ; mais remarquant que le testicule droit augmentait de volume et devenait dur quoique indolore même à la pression, il entra à l'hôpital.

Le 1er juillet, bon état général. Appétit, pas de fièvre. Le scrotum n'a pas changé de couleur. Nulle adhérence avec les parties sous-jacentes.

A droite, il est distendu et a le volume d'un œuf de poule. Pas d'épanchement dans la tunique vaginale. Nulle douleur à la pression. On sent le testicule tuméfié mais sa surface est lisse, et ne présente, même à une pression profonde, aucun noyau. La queue de l'épididyme ne peut être distinguée du corps du testicule. La tête est dure, bosselée, mais non isolable. Le canal déféreut peut être suivi jusqu'à l'anneau. Son volume est celui d'une sonde uréthrale de fort calibre. Nulle douleur à la pression.

La marche est gênée par le poids de l'organe. A gauche, tout est sain.

Sur le corps on ne distingue aucune tache spécifique; Mais sur les avant-bras seulement, à la face antérieure on voit une éruption confluente de taches rosées qui ne tardèrent pas à faire saillie et à se montrer sous forme de papules d'aspect cuivré.

Dans le tiers inférieur elle affectent la forme cerclée. Rien dans les mains.

L'éruption ne provoque aucune démangeaison, et sa nature syphilitique est nettement affirmée par M. Fournier.

Prescription : Iodure de potassium, 2 grammes par jour, 1 pilule de protoiodure.

Le 10 juillet, le testicule a diminué d'un quart environ.

On ne sent pas encore distinctement l'épididyme.

Le cordon est moins volumineux.

La syphilide papuleuse s'affaisse.

Le 13 juillet, le cordon a recouvré son volume normal. Le testicule est stationnaire, sa sensibilité normale à la pression tend à revenir.

Le 18, il n'y a plus trace de l'éruption. Le testicule diminue toujours, quoique lentement. La queue de l'épididyme, qui peut être sentie, est souple, la tête l'est aussi. Le cordon paraît tout à fait revenu à l'état sain.

Obs. XXIV. Chancre en avril 1845. Quelle nature? Chancre il y a 20 ans suivi de bubon suppuré. Testicule tuméfié en février 1845. Duretés constatées en juillet avec augmentation du volume du cordon, revenu à son état normal en dix jours.

Le 19 juillet 1845, entre dans le service de M. Vidal de Cassis le nommé B., âgé de cinquante ans, cantonnier, d'une bonne constitution. Il y a vingt ans, il contracta un chancre qui fut suivi d'un bubon suppuré du côté gauche.

Au bout de dix jours, le chancre était cicatrisé; mais le malade fut obligé de garder le lit pendant quarante jours, pour attendre la guérison du bubon. Il a pris à cette époque des pilules, mais il ne sait pas leur composition. Jamais il n'a eu ni éruption à la peau, ni mal de gorge. Il y a six ans, douleurs dans la tête, le cou, les membres, sans cause appréciable. Elles ne durèrent que quinze jours. Il y a trois mois, il contracta un nouveau chancre qui fut seulement cautérisé, et se cicatrisa au bout d'une quinzaine. Jamais il n'a eu de blennorrhagie. Il y a cinq mois, c'est-à-dire deux mois avant le dernier chancre, le testicule gauche commença à grossir, sans devenir douloureux. Depuis un mois seulement le malade y ressent des élancements plus fréquents la nuit que le jour.

Aujourd'hui le testicule gauche a le volume d'un gros œuf de poule. Il est dur, pesant, piriforme, présentant de légères irrégularités. On ne sent pas l'épididyme, qui partout est confondu avec le testicule. Le cordon est un peu plus gros qu'à l'état normal. Les veines du même côté sont aussi plus développées. La pression ne détermine qu'une faible douleur.

Il y a un mois et demi, il survint à la partie supérieure et externe de la cuisse gauche une petite tumeur qui suppura. La plaie n'est cicatrisée que depuis huit jours. Il ne reste qu'une cicatrice assez large, analogue à celles que laissent après eux les tubercules cutanés. Le testicule du côté droit est atrophié; il est réduit à la moitié du volume. Cette diminution s'est opérée sans gonflement préalable, environ deux mois après que le côté gauche eut commencé à augmenter de volume, et à l'époque où des emplâtres fondants avaient été appliqués sur ce dernier.

L'iodure de potassium est ordonné à la dose de 2 grammes par jour, et ensuite porté jusqu'à 6 grammes. Huit jours après, les douleurs n'existaient déjà plus, et la diminution de la tumeur était déjà sensible.

Le 28, le testicule gauche, celui qui était le plus gros, est réduit à peu près à la moitié de ce qu'il était à l'entrée du malade. On y sent manifestement des bosselures, quand on le fait glisser sous la peau entre les doigts. Sa consistance est moins considérable; l'épididyme se distingue parfaitement. Le cordon a repris son volume normal.

Obs. XXV. —

L'année suivante, en 1846, Hélot voyait dans le service de Ricord, un malade qui, neuf ans auparavant, avait eu des chancres et deux bubons suppurés, et qui, depuis, aurait présenté une éruption syphilitique généralisée accompagnée de céphalalgie nocturne et de douleurs ostéoscopes. Quinze mois avant son entrée à l'hôpital, son testicule droit était devenu légèrement douloureux, dur et volumineux. L'épanchement de la vaginale fut évacué et permit de constater un testicule deux et trois fois plus gros qu'à l'état normal, mais sans bosselure aucune.

Le canal déférent était le double du volume normal. Trois mois après le malade voulut sortir. Son testicule avait diminué, mais le canal déférent n'avait pas changé sous l'influence de l'iodure de potassium.

Cette observation se rapproche considérablement de la nôtre. Même volume du canal déférent ; même état du testicule, dont la surface était lisse et sans aucun noyau profond, mais dont la dureté était générale.

Seulement, dans notre cas il n'y avait pas d'épanchement, et la résolution du cordon se fit avec rapidité.

Les deux observations snivantes montrent la difficulté que l'on éprouve quand on veut classer une lésion parmi les accidents de la seconde ou de la troisième période, alors que par elle-même elle ne présente aucun caractère qui l'affirme plutôt de l'une que de l'autre.

Ce n'est donc que sur les accidents concomitants que l'on peut se fonder pour lui assigner une place. Mais ici la difficulté se fait sentir, lorsqu'on la voit se développer avant l'apparition franche des accidents de la période tertiaire qui se montrent peu après. Alors elle semble tenir de l'une et de l'autre, et c'est pourquoi nous l'avons placée dans cette période dite de transition.

PÉRIODE DE TRANSITION.

L'épididymite peut, comme dans la précédente période, siéger soit à la queue de l'organe, soit à la tête et s'y trouver isolée, dans un cas comme dans l'autre, de la lésion testiculaire.

Obs. XXVI. Chancre phagédénique. Plaques muqueuses. Syphilides papuleuses. Induration de la tête de l'épididyme gauche, deux mois après, suivie bientôt d'une gomme scrotale. Syphilides pustulo-crustacées du cuir chevelu. Onyxis. Iritis. Lupus syphilitique. Début de double sarcocèle, six ans après le début de la maladie.

En mars 1866, M. X fut consulter le Dr Fournier, pour un chancre à marche phagédénique, non accompagné d'adénopathie inguinale.

Le 17 mai, il se présente pour des plaques amygdaliennes et une syphilide papuleuse du tronc. Il est en même temps atteint d'iritis à droite. Le malade porte une hernie dans le scrotum, du côté gauche. L'examen qui en est fait permet d'y constater une induration de la tête de l'épididyme, avec un testicule sain. L'épididyme est très-volumineux, et bosselé. L'affection est indolente, et a passé inaperçue. M. Fournier pose le diagnostic d'épididymite syphilitique. Pas de blennorrhagie actuelle ni antérieure.

Le 2 juin, l'épididymite est à nouveau constatée, et l'induration trouvée considérable.

Le 11, *statu quo*. Prescription : Iodure de potassium.

Le 15, l'épididyme ne diminue pas. Apparition de plaques amygdaliennes. Début de syphilides croûteuses dans les cheveux et la barbe.

Le 26, des pustules d'ecthyma se montrent sur le corps du malade. Au scrotum gauche, il s'est fait une ouverture qui donne issue à du pus mal lié, d'apparence grumeleuse.

Le 6 juillet, les syphilides croûteuses persistent; l'iritis s'améliore; l'ulcération scrotale n'a pas changé.

Le 28, l'ulcération s'élargit beaucoup ; elle tend à devenir phagédénique. — L'iodure est continué.

Le 8 août, la diminution est énorme. Une éruption pustulo-crustacée couvre le cuir chevelu en partie. La vue se trouble. A la face externe de la cuisse droite, il s'est fait une large ulcération à fond grisâtre, dont un pus sanieux s'écoule. Ce sont là des symptômes de syphilides rebelles.

Le 16 août, les croûtes du cuir chevelu sont larges, épaisses, et laissent au-dessous d'elles le derme fortement entamé.

La plaie des bourses est fermée. Le testicule est senti intact. Pas de plaques muqueuses. « Ce serait trop peu, dit M. Fournier, pour un état général si grave. »

Le 17 septembre, la syphilide du tronc se cicatrise. Les croûtes d'ecthyma sont encore nombreuses et confluentes.

Le 24, la tête n'est plus qu'une vaste croûte. Les syphilides de la face persistent.

Sur le front, une croûte s'est détachée, et laisse à nu une ulcération de mauvais aspect.

Apparition d'un onyxis tuméfiant la matrice de l'ongle.

Le 27, le malade a pris des pilules de Blancard et de protoiodure de mercure, et de l'iodure de potassium.

L'amélioration est considérable.

10 novembre. Nouvel onyxis.

La vue est trouble; la lecture impossible Un cercle vasculaire s'est développé autour de la cornée. La plupart des syphilides se dessèchent.

8 décembre. Nouvelles syphilides pustulo-crustacées du front et de l'oreille.

En 1867, encore une croûte du cuir chevelu. Grande amélioration. Trois ongles sont en voie de remplacement.

En 1868, syphilides de la nuque, disposées par groupes, et de forme tuberculo-granuleuse ulcérative.

5 août. Le traitement a été fait irrégulièrement.

Persistance de syphilides papulo-crustacées du menton et de la barbe. Véritable lupus syphilitique. Le scrotum s'ulcère à nouveau.

12 mars 1872. Les bourses ont augmenté de volume.

Pas de douleur. Le testicule droit est gros comme un petit citron. L'épididyme ne peut être distingué.

Le testicule à gauche est moins volumineux.

L'épididyme facilement distingué est engorgé et dur. Au raphé s'est produit un abcès qui s'ouvre le 20, et laisse après lui une tumeur dure qui paraît le 24 se relier au testicule droit.

Juillet. Les testicules ont diminués considérablement.

Septembre. Aux cuisses se sont développées quelques syphilides ulcéreuses.

Décembre. Nouvelle ulcération cupuliforme des bourses.

Décembre 1873. A droite, myosis par adhérences.

Depuis un mois M. X..., se sent malade.

Dans la bouche, à la voûte palatine de légères ulcérations se sont produites.

Le malade a mouché du sang. La base du nez est gonflée et douloureuse. (Léger ozène.)

18. Grande amélioration.

Février 1874. Palais guéri. Blennorrhagie datant de quatre jours.

Cette observation ne laisse pas que d'être intéressante, et par le chancre qui a débuté, et par les lésions qui ont suivi. Ailleurs nous avons vu la même marche de l'accident primitif ne pas entraîner à sa suite les accidents graves auxquels on eût été en droit de s'attendre. Ici, la gravité des lésions est en rapport avec la manifestation primitive.

Et ces lésions apparaissent quatre mois après le début de la maladie.

Il semblerait que l'observation de Dron fût absolument vraie quand on voit l'épididymite précéder l'apparition de ces accidents, et que l'on fût en droit de dire qu'elle est le signe d'une forte vérole.

Obs. XXVII. Inflammation lente de la queue de l'épididyme à droite, survenue dix mois après le chancre. Syphilides ecthymateuses concomitantes. Périostoses. Pas de blennorrhagie antérieure. Induration diminuée de moitié au bout de deux mois. Guérison en trois mois.

Le nommé X..., vingt-cinq ans, fut adressé par M. le Dr Tripier à M. Fournier, pour des syphilides papulo-croûteuses du front et du cuir chevelu.

Il raconte qu'en mai 1874 il eut deux chancres pour lesquels il fut soigné en Allemagne, et prit des pilules, et qui furent suivis de roséole, de croûtes dans les cheveux et les sourcils.

Aujourd'hui 9 février 1875, il présente les lésions mentionnées plus haut, accompagnées de quelques rares papules sur le corps.

Jusqu'au 3 avril, il prit soixante pilules de protoiodure d'hydrargyre, et de l'iodure de potassium.

3 avril. Néanmoins depuis huit jours, près de la racine des cheveux survint une syphilide ecthymateuse du front, disséminée, mais discrète sur le corps.

Il accuse une douleur vive de l'épicondyle et de la rotule à gauche, à la moindre pression. L'examen y découvre des périostoses.

Quinze jours avant leur apparition, il ressentit quelques douleurs dans le testicule droit, augmentant dans la station assise ou pendant la marche.

Aujourd'hui, on peut constater une dureté volumineuse de la queue de l'épididyme. Le scrotum est intact. Aucun changement dans la coloration. Aucune douleur à la pression.

M. Fournier diagnostique sans hésiter une épididymite syphilitique. Le malade n'a jamais eu de blennorrhagie. Le traitement est poursuivi.

Le 9 avril, le front s'améliore. La dureté diminue de volume. Les périostoses sont moin douloureuses.

Le 23, le front porte l'empreinte de cicatrices demi-creuses. Ailleurs, la syphilide ecthymateuse est à l'état de macules.

14 mai. La diminution de l'épididyme est de moitié. Le malade s'est reposé dix jours en suivant le traitement.

29 mai. L'état était à peu près normal, et le 15 juin tout était terminé.

PÉRIODE TERTIAIRE.

Obs. XXVIII. Première manifestation tertiaire survenue cinq mois après l'apparition du chancre. Gommes multiples. Gommes probables suppurées du testicule droit. Début de double sarcocèle survenu en 1870. Marche envahissante de la maladie. Lupus syphilitique. Exostoses. Persistance d'indurations des deux testicules et de la tête de leur épididyme.

Le 8 juillet 1876, entre à l'hôpital Saint-Louis, dans le service de M. le Dr Fournier, le nommé M.... (André), âgé de quarante-trois ans, gardien de la paix.

Il raconte que la première affection dont il ait été atteint remonte à l'année 1864. Le bas-ventre s'était recouvert de petites croûtes auxquelles on reconnut la gale pour origine, gale pour laquelle il fut traité à l'hôpital de Melun. La verge, le corps, les bras et les jambes étaient indemnes. Traité par les bains sulfureux et des frictions soufrées, il put quitter l'hôpital vingt jours après.

En 1866 survint une adénite sous-maxillaire en collier, peu douloureuse : quelques ganglions semblèrent devoir suppurer. La peau était tendue et violacée. Le médecin fit une ponction avec le bistouri, et ne donna issue qu'à une petite quantité de sang.

La résolution fut complète en une vingtaine de jours.

En dehors de ces deux affections il s'est toujours bien porté.

Actuellement même, il offre l'apparence de la santé la plus robuste.

Sa mère dit-il, serait morte d'un cancer à la matrice. Son père mourut subitement, après avoir présenté quatre fois des signes de congestion cérébrale.

Les frères de son père moururent d'une manière identique.

Il a quatre frères et une sœur qui se portent à merveille.

En octobre 1867, il vit apparaître à la partie inférieure de la verge un bouton blanc de la grosseur d'une tête d'épingle, et qui se revêtit d'une croûte mince qui laissa voir à sa chute une plaie un peu plus large. Au bout de quinze jours elle avait les dimensions d'une pièce de vingt sous. L'induration fut peu accentuée au dire du malade. Il entre alors à l'hôpital du Midi, et l'on constate de chaque côté dans les aines deux gros ganglions peu douloureux.

Il y resta quarante-cinq jours, et fut mis au traitement mercuriel par les frictions.

Il ne remarqua aucune rougeur sur le corps, mais eut de temps à autre quelques maux de gorge qui lui rendaient la déglutition pénible. La voix s'enrouait par intervalles.

Ce furent les seuls accidents qu'il présenta jusqu'en mars.

Mars 1868. Il était, dit-il, très-robuste, son état général était bon, quand apparut à la face iuterne de la jambe droite un petit bouton, qui alla s'agrandissant, et ne tarda pas à se creuser. Le fond d'un gris-jaunâtre, était rempli d'un pus sanieux et de mauvaise odeur. L'ulcération s'arrêta quand elle eut atteint plus de la largeur d'une pièce de cinq francs en argent. Le traitement consista en applications de pommade camphrée, et la cicatrisation était effectuée au bout de trente jours.

En septembre, une grosseur indolente, soit spontanément, soit à la pression, et qui acquit bientôt le volume d'une noix de moyenne dimension, apparut sur la face dorsale de l'avant-bras gauche. La peau avait conservé sa coloration normale.

En mars 1870, elle commença a rougir; puis après avoir passé par la teinte violette, elle s'ouvrit, et laissa, au dire du malade, s'écouler un pus sale, et d'odeur plus fétide que celui d'un simple abcès. L'indolence était absolue.

L'ulcération grandit, et ne se cicatrisa qu'en juillet de la même année. La cicatrice avait alors les dimensions d'une pièce de deux francs, et se trouvait fortement déprimée en son centre, et adhérente au radius sous-jacent.

En octobre, le malade éprouva une pesanteur dans les bourses, qu'il sentit devenir dures. Leur volume fut bientôt égal à celui du poing. Le scrotum était tendu, les plis en étaient effacés. La sensibilité quoique non des plus vives, fut néanmoins notablement augmentée.

A droite, il fut pris de quelques élancements, qui signalèrent l'issue d'un liquide épais, verdâtre, d'odeur infecte.

L'ouverture se fit à deux reprises et en deux endroits différents, en arrière du scrotum, qui resta longtemps épaissi.

A gauche, rien ne se produisit de semblable.

Le volume des bourses alla diminuant; néanmoins elles furent assez volumineuses pour le décider à entrer à l'hôpital de Versailles en mai 1871, où il fut traité pour orchite double et mis à l'usage de l'iodure de potassium.

Après un séjour de trois mois le scrotum avait repris sa forme et il sortit en août 1871.

Jusqu'en avril 1873 il se crut guéri, lorsqu'une petite grosseur, située sur le milieu du front apparut sans douleur et, arrivée au volume d'une noisette, se fendilla et se recouvrit de croûtes.

En même temps, sur la face interne du tibia gauche apparaissait un petit noyau adhérent à l'os, qui se recouvrit également d'une croûte qui tomba et laissa s'écouler un pus de même nature que précédemment.

La marche de la lésion frontale fut la même.

Depuis ce temps la maladie n'a pas cessé d'évoluer, se développant avec les mêmes caractères sur le cuir chevelu, la face, le bras et la jambe gauches.

Vers la fin de mai il vint à l'hôpital Saint-Louis, à la consultation de M. Vidal, qui lui ordonna du sirop de quinquina bi-ioduré.

Le 8 juin il entrait chez M. Besnier, pour en sortir en juillet, amélioré sous l'influence de l'iodure de potassium.

La lésion frontale s'étendait et envahissait la partie droite de la face.

La maladie progressant, il rentra au même service en octobre et resta jusqu'en février 1874.

Quelques mois après quelques papules croûteuses se montrèrent à droite sur la cuisse, au-dessous du ligament de Fallope, à la partie externe.

Pendant deux années environ le malade continua à se traiter et aurait pris pendant près de onze mois de l'iodure de potassium tous les jours.

Enfin il rentre aujourd'hui, le 8 juillet 1876.

Ce malade se présente à nous offrant des cicatrices multiples et des ccidents en pleine évolution.

Le front dans toute son étendue est couvert de saillies aplaties d'un aspect rouge sombre. Ce sont de véritables tubercules qu'on peut caractériser du nom de lupus.

Quelques-uns sont ulcérés, d'autres sont revêtus de croûtes. Sur la paupière supérieure droite existe une ulcération assez profonde, à fond gris-jaunâtre, dont la croûte est tombée le matin. A la racine du nez se voit une croûte épaisse, stratifiée, d'un noir-verdâtre, et comme recouverte par places d'une poussière blanche, du volume d'un gros furoncle à sommet conique.

Sur la joue à droite, des lésions analogues à celles du front, mais moins saillantes, couvrent la moitié de son étendue.

Le cuir chevelu est recouvert de croûtes petites et nombreuses qui forment plusieurs plaques. A gauche, en avant et en arrière de l'oreille, même plaques papuleuses, mais plus rouges.

Les dents sont excellentes et solidement établies. La jambe droite offre, en son milieu, la cicatrice blanche, à contour foncé, de l'ulcération ancienne.

La cuisse présente en dehors, sous l'arcade crurale, des cicatrices, blanches aussi et multiples, dont la réunion donne comme contour général un tracé polycyclique.

La gauche présente aussi deux cicatrices : l'une, supérieure interne, et petite ; l'autre, inférieure et externe, au milieu d'une surface assez étendue d'un rouge sombre, et plus grande.

Le tibia gauche, sur une longueur de huit centimètres, est augmenté de volume près de sa malléole.

La face dorsale de l'avant-bras du même côté, dans le tiers inférieur, est recouverte par une cicatrice blanche à bords festonnés, couvrant en hauteur sept centimètres environ, et s'étendant en largeur jusqu'à la face antérieure du radius, qui est volumineux, irrégulier et couvert d'aspérités. La cicatrice y adhère.

Le bord externe de l'avant-bras est, à ce niveau, fortement déprimé. Le cubitus paraît sain. Rien à gauche.

Le scrotum, dont l'apparence est normale, offre cependant à l'examen deux dépressions situées en arrière et à droite, adhérentes aux parties sous-jacentes, et témoignent des ouvertures qui s'y sont produites.

Le testicule droit n'est pas très-volumineux. Dans sa partie inférieure, il est souple et paraît sain, mais est fortement induré dans sa moitié supérieure, qui est bosselée ainsi que l'épididyme, à ce niveau.

A gauche, la lésion testiculaire est moins accentuée. Les trois quarts inférieurs ont la souplesse normale; mais, près de la tête de l'épididyme, en arrière et en dehors, on sent nettement quelques noyaux d'une dureté cartilagineuse, qui existent également dans la tête épididymaire, qui est très-volumineuse, et distincte du testicule.

La queue des deux épididymes est indemne de toute lésion.

Le chancre a laissé sa trace, et la cicatrice mesure la surface d'une pièce d'un franc.

Les viscères accessibles paraissent sains.

L'appétit est excellent; la fièvre nulle. Bon état général.

Le traitement est institué à raison de 3 centigrammes de sublimé par jour et 3 grammes d'iodure de potassium.

Le 17 juillet, les syphilides du front sont affaissées; l'amélioration est des plus évidentes.

L'état des testicules et de l'épididyme est le même.

Le malade continue le traitement.

Obs. XXIX. Chancre phagédénique du gland. Syphilides pustulo-crustacées ulcéreuses. Gommes survenues dix-huit mois après. Début de double sarcocèle. Marche envahissante de l'affection. Persistance du sarcocèle. Indurations cartilagineuses de la queue des deux épididymes.

Le nommé Ph. Jean, trente-cinq ans, charretier, entré le 8 juillet 1876, à l'hôpital du Midi, salle 11, n° 8, dans le service de M. Horteloup.

Ce malade contracta vers la fin de l'année 1872 un chancre de la rainure qui fut, dès son début phagédénique, et emporta les trois quarts du gland en arrière. Le frein a été respecté. Il entra à cette époque dans le service de M. Marc Sée, où il fut traité localement. Il n'a pris, dit-il, aucune pilule, aucune potion durant son séjour, qui fut de huit mois.

Il revint en 1874, le 15 juillet, au service de M. Hourteloup, pour des syphilides pustulo-crustacées ulcéreuses du dos, des bras et de la face.

Au bout de trente-sept fumigations au calomel, le mieux fut sensible. A la face dorsale du pied gauche s'était développée, huit jours avant, une tumeur gommeuse qui n'avait amené aucun changement de coloration de la peau. Pas de douleur.

Elle alla toujours en augmentant, et s'ulcéra en décembre, malgré l'iodure de potassium administré.

Néanmoins, l'éruption tuberculo-ulcéreuse de la tête s'était à peu près complétement cicatrisée.

On donne 2 grammes d'iodure de potassium par jour.

Il sortit de l'hôpital en juillet 1875.

Le 8 juillet 1876, le malade rentre au service, portant sur le tronc et les membres de larges plaques cicatricielles blanches, gaufrées, à bords festonnés. Le dos surtout en est couvert.

De nouveaux tubercules ulcéreux se sont formés et envahissent les parties restées saines. Ce sont de véritables syphilides serpigineuses.

Des croûtes recouvrent les nombreuses papules ulcérées, et on les retrouve partout, snr le dos, les membres, la face, le front et le cuir chevelu.

Sur le sommet de la tête existent deux tumeurs volumineuses, du volume d'une grosse noix, recouverte par la peau saine en apparence, et laissant constater à la pression leur indolence et leur fluctuation. Ce sont des gommes ramollies.

Les bourses sont volumineuses.

Le scrotum a sa coloration normale; mais ses plis sont un peu effacés. Il glisse aisément sur les parties sous-jacentes, et permet d'examiner facilement de chaque côté le testicule et son épididyme.

A droite, le testicule est volumineux, de la grosseur d'un bel œuf de poule. Indolore à la plus forte pression, sa surface est lisse, et ne permet pas d'y trouver de plaques ou de noyaux cartilagineux.

A sa partie antérieure et moyenne se dessine une tumeur que l'on peut circonscrire, et qui, sans pouvoir en être totalement isolée, semble cependant ne pas en dépendre. Elle est dure par places et irrégulière.

Inférieurement, et plus en arrière, on sent nettement une tumeur divisée, de la grosseur d'une petite bille, adhérente mais distincte du testicule, et qu'on peut rapporter à la queue de l'épididyme. Supérieurement, on ne peut distinguer la tête de l'organe.

A gauche, le testicule est encore plus volumineux, également indolore, à surface lisse, sans nodules ni plaques dures.

La queue de l'épididyme est distincte et plus volumineuse qu'à droite; on y sent facilement des noyaux fortement indurés.

Rien d'appréciable à la tête de l'organe.

Pas d'épanchement dans la tunique vaginale.

Le malade dit porter cette tumeur des bourses depuis longtemps, sans avoir jamais souffert; son début remonterait à l'année 1874, et il n'aurait jamais appelé l'attention du médecin sur elle.

Notons que, malgré la gravité des lésions, l'état général est bon et le malade paraît encore vigoureux.

Obs. XXX. Induration de la queue de l'épididyme gauche survenue huit années après le début d'un chancre infectant. Syphilides gommeuses du dos, à forme serpigineuse, existant depuis trois ans.

Le nommé S..., trente-trois aus, employé de chemin de fer, entre le 24 juin 1876 à l'hôpital Saint-Louis, au service de M. Fournier, salle Saint-Louis, n° 44.

Pas d'antécédents scrofuleux. Rougeole à huit ans. Fièvre typhoïde à quinze. Bonne santé habituelle. Ne tousse pas. Ses frères et cinq de ses sœurs sont mariés et se portent bien. Sa mère jouit d'une bonne santé, quoique âgée de quatre-vingt-quatre ans. Son père est mort du choléra.

En 1868, il contracte un chancre de la verge située dans la rainure glano-préputiale, qui fut suivi d'une pléïade ganglionnaire indolente des deux aines, et de plaques muqueuses buccales et linguales. Il se traita, mais irrégulièrement.

En 1869, se croyant guéri, il se maria. Sa femme, un mois après, contracta la même maladie et accoucha à terme d'un enfant qui vit actuellement, mais qui porta dans la suite des traces de syphilis.

Il affirme n'avoir jamais eu le plus petit échauffement. N'a pas eu les bourses contusionnées.

En 1873, il éprouva de grandes douleurs de reins qu'il rapporta à la syphilis. Ces douleurs s'amoindrirent en même temps qu'apparut dans la région scapulaire droite, vers l'angle inférieur de l'omoplate, un bouton qui fut le début d'une syphilide serpigineuse qui se poursuit encore actuellement. Ce fut le seul accident qu'il présenta jusqu'en mai 1875.

A ce moment, des douleurs, peu vives cependant, se firent sentir à l'émergence du nerf, au niveau de la grande échancrure sciatique.

Ces douleurs se propagèrent en arrière de la cuisse, sur le trajet de ce nerf, accompagnées parfois de crampes, surtout pendant la marche.

Vers le 25 la fatigue avait diminué, quand le malade éprouva un sentiment de lassitude dans la bourse gauche, sans aucune douleur.

Il éprouvait de la gêne, soit dans la marche, soit dans la station assise.

Le malade entre le 24 juin, et le 26 on constate la syphilide serpigineuse du dos déjà mentionnée, présentant encore deux petites gommes ulcérées.

Les bourses ont leur aspect normal. Le scrotum glisse librement, et permet de s'assurer de l'état des parties sous-jacentes.

A droite, le testicule et l'épididyme sont sains.

A gauche, le testicule n'est pas augmenté de volume. Sa surface est lisse et ne donne pas la sensation de plaques cartilagineuses ou de granulations pisiformes.

La tête de l'épididyme est indemne de toute lésion. La queue seule présente une induration du volume d'une noisette, se détachant du testicule.

A droite de cette induration, on sent une inégalité qui fait saillie et augmente le diamètre transversal de la petite tumeur.

Le 26, le malade est mis au traitement mixte : 1 pilule de protoiodure de mercure et 2 grammes d'iodure de potassium.

L'appétit est bon.

Le 10 juillet, le traitement ayant été régulièrement suivi, les gommes sont cicatrisées, et la tumeur de l'épididyme est réduite de moitié.

L'état général est excellent.

La queue de l'épididyme peut être prise dans la période tertiaire, comme le prouve cette observation, et son existence est indépendante de la plus petite lésion testiculaire. On voit, d'après les signes physiques présentés par cette tumeur, qu'il est impossible de la distinguer d'une tumeur semblable évoluant en pleine période d'accidents secondaires, et il nous est prouvé une fois de plus que l'altération isolée de l'épididyme est bien de toutes les périodes.

Quant à la lésion du cordon, peut être devrions-nous placer ici l'observation de Vidal de Cassis; j'ai dit les raisons pour lesquelles je m'abstenais de la classer ainsi que celle de Hélot.

Je rapporterai brièvement celle que M. Fournier a pu faire dans sa clientèle particulière.

Obs. XXXI.

M. X..., vingt-deux mois après le chancre, vit augmenter le volume de ses testicules. Lorsqu'il vint consulter, il portait une syphilide ulcéreuse du tronc, et qui affectait nettement la forme demi-cerclée.

Les deux testicules étaient durs, non douloureux à la pression.

L'examen permit d'y découvrir la lésion de la tête des deux épididymes et l'augmentation de volume de l'un des canaux déférents.

Sous l'influence du traitement, la guérison fut obtenue

EPIDIDYMITE GOMMEUSE?

Existe-t-il une épididymite gommeuse? La réponse semble devoir être affirmative malgré la pénurie des cas observés.

Je n'ai pu en trouver un seul parmi les nombreuses observations que M. Fournier a bien voulu mettre à ma disposition.

Il est facile de comprendre pourquoi les cas paraissent si rares quand on compare le début de la tumeur gommeuse avec celui de la simple hyperplasie conjonctive. En effet, nulle différence appréciable, soit dans la forme, soit dans la consistance, d'un côté comme de l'autre.

Ce n'est que l'évolution ultérieure qui peut décider le diagnostic. Or, à moins que l'on ne soit intervenu trop tard, personne, en présence d'une tumeur semblable, dont la nature lui paraît suspecte, n'est disposé à laisser l'altération se poursuivre pour avoir la satisfaction d'un diagnostic résolu.

Aussi, bien souvent peut-être, des gommes naissantes

ont-elles été prises pour une simple hyperplasie conjonctive, anéanties qu'elles étaient sous l'influence d'un traitement approprié.

Il a donc fallu arriver lors de leur ulcération pour pouvoir les affirmer absolument.

La question est jugée pour le sarcocèle. M. le Dr Bertholle a relaté un des faits les plus probants et dont l'observation a une valeur clinique considérable et qui l'affirme pour l'épididyme.

Il s'agit d'un malade syphilitique depuis vingt ans, affecté de fistules épididymaires en même temps que de deux périotoses humérale et cubitale.

Ces fistules non traitées remontaient à une année et elles étaient restées absolument stationnaires depuis ce temps ; soumises au traitement spécifique (frictions et iodure) elles se fermèrent en sept semaines en même temps que guérissaient parallèlement les périostoses.

DIAGNOSTIC.

Les indurations de l'épididyme, bien que coïncidant avec les manifestations les plus évidentes de la syphilis, n'ont pas toujours été regardées comme étant de même nature. Quelques médecins encore aujourd'hui, de l'aveu même de M. Fournier, le contestent en soutenant que ces prétendus syphilômes épididymaires ne sont rien autre que des épididymites blennorrhagiques, des épididymites scrofuleuses, tuberculeuses, ou des kystes de l'épididyme.

Est-il possible d'admettre comme cause la blennorrhagie ? De nombreuses observations sont là pour prouver qu'il n'en est rien, et dans les cas même où elle avait existé on a pu constater que l'épididyme n'avait pas été touché préalablement et que la syphilis seule avait été le point de départ de l'affection.

Le début de la maladie est aussi un des grands caractères différentiels des deux maladies.

Tandis que l'épididymite blennorrhagique fait pour ainsi dire éclat lors de son apparition, par sa nature franchement inflammatoire, et qu'elle se produit pendant ou peu après des symptômes d'inflammation uréthrale, l'autre évolue dans la plupart des cas sans douleurs, revêtant le caractère le plus habituel des manifestations syphylitiques : l'aphlegmasie.

Enfin, un des signes les plus probants de la différence absolue qui existe entre l'induration épididymaire d'origine blennorrhagique et l'induration d'origine syphilitique, c'est la facilité avec laquelle la guérison est obtenue dans le dernier cas par le traitement spécifique, et son inefficacité dans l'autre.

Un des malades qui se trouve actuellement couché au n° 41 de la salle Saint-Louis, dans l'hôpital du même nom, en est un exemple manifeste.

Cet homme qui, il y a vingt ans, eut une blennorrhagie suivie d'orchite remarqua parfaitement après la guérison de la maladie la persistance d'un noyau dur siégeant dans la queue de l'épididyme du côté droit.

C'est qu'en effet il n'est pas rare de voir ces indurations dues a l'inflammation blennorrhagique persister pendant nombre d'années.

Il y a huit ans, il contracta un chancre à la suite duquel survinrent les accidents de la syphilis dont il porte aujourd'hui les traces.

Les testicules sont sains. A droite seulement, comme il vient d'être dit, la queue de l'épididyme est indurée. Or ce malade a régulièrement été traité pour sa syphilis, tant par le mercure que par l'iodure de potassium, et néanmoins l'induration a persisté et le malade insiste pour en assigner le début à sa blennorrhagie d'autrefois.

Ce n'est pas là le seul cas que l'on puisse présenter, et il m'a été permis d'en constater un semblable en dehors de l'hôpital. Seulement l'orchite blennorrhagique remontait à dix ans.

Donc, si dans les signes particuliers à la tumeur il est souvent difficile de trouver la plus petite différence qui puisse faire croire à une origine plutot qu'à une autre, il est nécessaire, pour juger la question, d'avoir recours aux antécédents et surtout au traitement spécifique.

Il existe néanmoins une difficulté : un sujet syphilitique peut contracter une blennorrhagie et en être encore en puissance alors que se développe une inflammation épididymaire.

Si l'épididymite blennorrhagique a sa marche habituelle on sera bien en droit de penser que là la syphilis n'y est pour rien ; mais si c'est une de ces épididymites subaiguës, partielles, indolentes comme il peut parfois s'en développer sous l'influence seule de la syphilis, j'avoue qu'alors le diagnostic absolu de la nature de l'affection est ici des plus difficiles.

C'est surtout dans ces cas que le traitement spécial institué après la terminaison de l'inflammation pourra éclairer le diagnostic.

Une des localisations plus spéciales de l'induration dans la tête de l'épididyme était le grand argument de ceux qui, refusant d'en reconnaître la nature syphilitique, voulaient en faire une affection scrofuleuse ou tuberculeuse ; c'était même autrefois la seule lésion possible à admettre et « nombre de fois, dit M. Fournier, des épididymes simplement syphilitiques étaient réputés tuberculeux, par la seule raison qu'on ignorait ou qu'on se refusait à croire que des engorgements circonscrits de cet organe, n'affectant pas le testicule, pussent dériver de la vérole. »

Ici le diagnostic semble des plus difficiles si nous considérons l'épididymite non accompagnée de l'altération testiculaire, et cependant, je ne crains pas de le dire, il peut encore être porté.

Oui, les tubercules envahissent fréquemment la tête des épididymes ; oui, la syphilis les affecte également, et dans un cas comme dans l'autre la lésion ne peut être reconnue par le simple palper.

Considérez l'évolution dans les deux cas, disait-on, et si ce sont des tubercules, une phlegmasie ne tardera pas à survenir, d'où résulteront des adhérences avec les bourses, et l'évacuation de leur matière ramollie se fera par des ouvertures qui dégénéreront en autant de fistules persistantes et d'évolution remarquablement chronique ; mais le cas de Bertholle est bien fait pour nous montrer que ce n'est pas là un caractère suffisant, et que l'on doit encore réserver son diagnostic.

Les signes qui puissent nous le faire asseoir d'une manière sûre ne peuvent donc être tirés de l'examen direct de la tumeur, et c'est sur les antécédents, sur l'état général de l'individu, sur les accidents actuels qu'il peut présenter, qu'il faudra nous fonder pour pouvoir l'établir.

L'existence d'un chancre antérieur suivi ou non d'accidents syphilitiques, la présence actuelle de syphilides, seront de bons éléments pour reconnaître à la tumeur l'origine syphilitique.

L'observation des antécédents héréditaires, l'état des poumons, la présence de tubercules dans la prostate et les vésicules séminales, comme il résulte des observations de M. le professeur Gosselin, seront nos guides pour affirmer la nature tuberculeuse de l'affection. Mais la tuberculose n'exclut pas la diathèse syphilitique; aussi la pierre de touche devra-t-elle être recherchée dans le traitement spécifique.

Le mercure, dit Curling, ne convient pas aux tuberculeux, et peut hâter l'évolution morbide. La médication iodurée, d'après les observations de M. Fournier, est impuissante. La lésion s'y montre réfractaire.

Or cette dernière exerce une action rapidement modificatrice sur les produits de la syphilis, et l'emploi combiné du mercure et de l'iodure de potassium triomphent des cas les plus rebelles, et, loin de hâter l'évolution morbide comme dans la tuberculose, peut faire retrocéder la gomme même en voie de suppuration.

Je n'ai pas à traiter ici la question du sarcocèle syphilitique, aussi n'en ferai-je pas le diagnostic, qui repose, du reste, sur les mêmes bases que celles précédemment établies.

Admettant que sa nature a été reconnue syphilitique il n'y a pas de raisons pour ne pas admettre pour la tumeur épididymaire la même origine.

L'épididyme, ainsi que le canal déférent, peut être envahi par le cancer, mais on sait combien il est rare que la lésion débute primitivement par eux. Dans la plus grande majorité des cas, le testicule est affecté le premier. Aussi les douleurs lancinantes spontanées, réveillées souvent par la pression, les bosselures plus volumineuses et marronnées du sarcocèle cancéreux, l'absence de ces duretés en plaques et de ces nodosités pisiformes de l'albuginite syphilitique, et qui permet d'instituer le diagnostic différentiel des deux lésions, mettront à l'abri de l'erreur du diagnostic.

Et cependant, parfois encore la difficulté ne pourra être

vaincue que par l'épreuve thérapeutique, à laquelle le médecin sera forcé de recourir.

« Quinze jours ne se sont pas écoulés, dit M. Fournier, qu'on sait à quoi s'en tenir, de par les résultats que l'iodure a ou n'a pas produits; quelquefois même la question est vidée avant ce terme, dès la fin de la première semaine. La tumeur serait déclarée non syphilitique, si après un maximum de trois semaines l'effet thérapeutique n'avait produit la plus légère amélioration. »

D'autres tumeurs, étudiées par Liston, Curling et Gosselin, se rencontrent souvent sur la face convexe et sur l'extrémité libre de la tête de l'épididyme, parfois près de la queue de l'organe, ne donnant également lieu à aucun changement de couleur à la peau, et ne déterminant pas de réaction inflammatoire. Je veux parler des kystes de l'épididyme.

Or deux cas peuvent se présenter.

1° Le kyste a suppuré et s'est refermé.

2° Le kyste n'a pas suppuré et subsiste.

Dans le premier cas, l'induration consécutive à la suppuration pourrait en imposer pour une tumeur de nature syphilitique, si l'on n'avait pour soi la connaissance des antécédents.

Dans le second, ce ne sera pas la même dureté, les mêmes irrégularités; peut-être y pourra-t-on sentir de la fluctuation; encore faudrait-il se tenir en garde contre l'existence possible d'une gomme en voie de ramollissement, et essayer le traitement spécifique, dont l'impuissance est absolue pour amener la résorption du liquide de la poche kystique. Donc, encore ici, le traitement seul est capable de juger la question qui peut se compliquer de l'état franchement syphilitique du sujet. Sans doute la ponction eût pu être faite; mais encore n'est-elle bien légitimée que lorsque le traitement a pu permettre de nier l'existence d'une gomme ramollie.

Enfin, il n'est pas jusqu'à l'hématocèle de l'épididyme qui ne puisse se produire et en imposer, après résorption d'une partie de la masse sanguine, pour une tumeur syphilitique.

Dans ce cas comme dans les autres, la nullité d'action du traitement spécifique, et la contusion antérieure des bourses affirmée, permettront d'établir le diagnostic.

PRONOSTIC. — DURÉE. — TERMINAISON.

Nous avons vu quel était le début de la maladie, et les observations que nous avons présentées nous ont montré quelle en était la marche, qu'apparaissant plus ou moins tôt après l'accident primitif, elle donnait lieu à des phénomènes assez peu appréciables pour permettre souvent au malade d'en méconnaître l'existence; qu'elle pouvait marcher isolément ou se compliquer de la lésion du testicule et du cordon; enfin, que le traitement arrivait à en modifier rapidement les caractères et à en amener en peu de temps la résolution.

Qu'adviendrait-il si la maladie était abandonnée à elle-même? L'induration augmenterait-elle? s'étendrait-elle? et pourrait-elle compromettre les fonctions génésiques au point d'amener la stérilité par occlusion des canaux vecteurs du sperme, comme on l'admet sous l'influence de l'épididymite blennorrhagique? Verrait-on l'évolution ultérieure faire aboutir à la constatation d'une gomme ulcérée?

Si ce dernier cas est possible et a été observé, les autres semblent pouvoir l'être, mais ne reposent sur aucune observation qu'il me soit possible de rapporter. Je constaterai seulement ce fait : que si les désirs vénériens se sont trouvés affaiblis chez le malade de Bertholle, le sperme a été trouvé avec ses caractères normaux, dans l'observation signalée par Dron.

Quelle est la durée de la maladie ? Courte en général et d'autant plus qu'elle a été influencée plus rapidement par le traitement ioduré; telle est la conclusion qui ressort de nos observations; peu importe le temps qui s'est écoulé entre l'accident primitif et l'apparition de la tumeur.

A part les cas dans lesquels le malade a été frappé, presque dès le début de la vérole, par les accidents tertiaires, que l'affection de l'épididyme soit isolée, qu'elle soit au contraire compliquée de sarcocèle, jamais la durée de la guérison ne paraît avoir excédé trois mois.

Dans la majorité des cas, un mois avait suffi pour rendre à l'épididyme sa souplesse normale. C'est donc une lésion contre laquelle le traitement a toujours eu prise, et dont il a triomphé la plupart du temps avec rapidité. Aussi ne nous semble-t-elle pas jusqu'à présent devoir être considérée comme une grave maladie.

Mais si la maladie n'est pas grave par elle-même, est-elle, comme le veut Dron, l'indice de la gravité de la vérole? Quelques faits sembleraient, dans ceux que nous rapportons, plaider en faveur de son opinion; mais il est impossible cependant de méconnaître que, dans la majorité des observations faites par M. Fournier, les accidents concomitants et consécutifs ont revêtu la plus franche bénignité.

TRAITEMENT.

Mercure et iodure de potassium sont aujourd'hui les deux médicaments réputés à bon droit spécifiques de la vérole.

Nul autre ne saurait jusqu'ici leur être préféré contre les manifestations de la diathèse.

Le premier convient surtout, dit Ricord, dans la période secondaire; le second est le médicament par excellence des accidents tertiaires.

Cela est vrai, mais non d'une manière absolue; car quelle que soit la période, l'emploi combiné de l'un et de l'autre donnera des résultats qu'un seul n'eût pas permis d'atteindre; aussi faut-il s'attendre, dans le traitement de la lésion qui nous occupe, à faire usage de l'un ou de l'autre.

Contre l'épididymite survenant à peu de distance de l'accident primitif, et sans sarcocèle concomitant, le mercure exerce une influence marquée, mais néanmoins l'iodure de potassium sera le vrai remède.

Est-ce le tissu atteint qui commande de préférence l'un ou l'autre de ces médicaments? Je ne saurais le dire; mais il me semble évident que l'iodure de potassium ne peut être absolument défini le spécifique de la période tertiaire.

Nous venons de le voir, sous son influence la guérison ne tarde pas à se faire, et à la dose de 2 grammes par jour, dès la première semaine l'amélioration sera des plus évidentes.

Que l'affection épididymaire se complique de sarcocèle, le traitement général est le même; tout au plus si, topiquement, les onctions avec les pommades iodurées ou mercurielles peuvent rendre quelques services.

INDEX BIBLIOGRAPHIQUE.

Astruc. — Traité des maladies vénériennes, traduction française de Louis. 1779.

Astler Cooper. — OEuvres chirurgicales, traduction de Chassaignac et de Richelot. 1837. — Diseases of the testis.

Bassereau. — Traité des affections de la peau symptomatiques de la syphilis, p. 447.

Benjamin Bell. — On gonorrhœa virulenta and lues venera. Édimbourg, 1793. — Traduction française par Bosquillon. Tome II, p. 193.

Bertholle. — Testicule syphilitique. Fistule double guérie après trois mois d'un traitement spécifique, in *Union médicale*, 1868. Tome I, p. 57.

Bérard. — Engorgement des testicules. 1834.

Curling. — Maladies du testicule. Traduction française par L. Gosselin. Paris, 1857, p. 357.

Diday. — Nouvelles doctrines sur la syphilis.

Dupuytren. — Leçons orales de clinique chirurgicale. Tome I, Paris, 1832.

Dron. — De l'épididymite syphilitique. *Archives générales de médecine*, 6e série, tome II, novembre et décembre 1863.

Fournier. — Du sarcocèle syphilitique et de l'épididyme secondaire, in *Mouvement médical*, septembre, octobre et novembre 1874.

Gosselin. — Annotations au traité de Curling sur les maladies du testicule.

Joh. Hamilton. — Essay on syphilitis sarcocèle. Dublin, 1849.

Hélot. — Mémoire sur le testicule syphilitique. *Journal de chirurgie*, tome IV, 1846, p. 106.

Hunter. — A treatise on the venereal disease.

Lancereaux. — Traité de la syphilis, 1866, p. 186 et 269.

Lejeal. — Du sarcocèle syphilitique. Thèse de Paris, 1855, tome IX.

Maisonneuve et Montanier. — Traité des maladies vénériennes, p. 326.

Nélaton. — Testicule syphilitique. Annales des maladies de la peau et de la syphilis, tome IV.

Gazette des Hôpitaux, 1848, p. 379; 1852, p. 165; 1856, p. 406.

Union médicale, 1853, p. 117.

Abeille médicale, 1856, p. 242.

Ricord. — De l'influence de la blennorrhagie et de l'épididymite blennorrhagique sur le développement du sarcocèle syphilitique. *Gazette des Hôpitaux*, 1845, p. 503. Notes : Hunter.

Gazette médicale, 1841, p. 136; 1845, p. 502, 577.

Gazette des Hôpitaux, 1846, p. 401; 1850, p. 282.

Journal de chirurgie, 1843, tome I, p. 161. — Albuginite syphilitique.

Robin (Ch.). — Mémoire sur l'origine épididymaire des tumeurs dites sarcocèles encéphaloïde et kystique du testicule. *Archives de médecine*, 5e série, tome VII, 1856, p. 526.

wediaur. — Traité des maladies vénériennes et syphilitiques, tome I. p. 142.

Van Swieten. — Commentaires sur les aphorismes de Boerhave.

Vidal de Cassis. — Du sarcocèle syphilitique. Mémoire de la Société de chirurgie, 1856.

Annales des maladies de la peau et de la syphilis de Cazenave, février, 1848, 2e vol., tome VII. — Testicule vénérien.

Virchow. — Syphilis constitutionnelle. Traduction française, Paris, 1859.

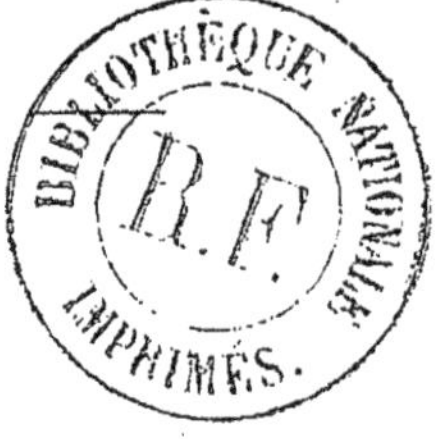

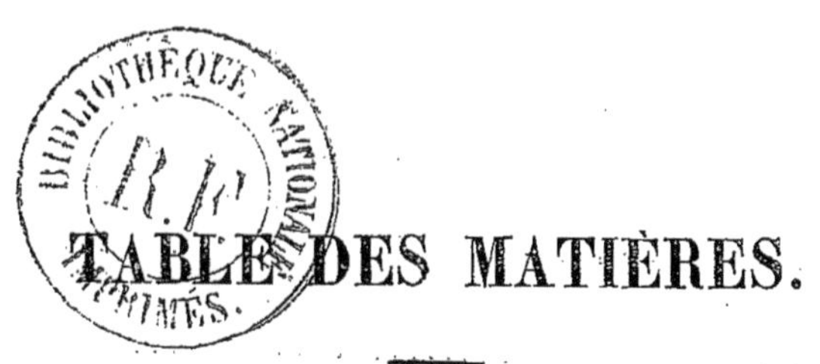

TABLE DES MATIÈRES.

94.

www.ingramcontent.com/pod-product-compliance
Ingram Content Group UK Ltd.
Pitfield, Milton Keynes, MK11 3LW, UK
UKHW020307220726
13923UKWH00003B/1019